U0245771

Crohn
Disease

克罗恩病

关于治疗与调养的中医建议

主编｜陈 延 张北平

人民卫生出版社
·北 京·

图书在版编目（CIP）数据

克罗恩病：关于治疗与调养的中医建议 / 陈延,张
北平主编 . —北京：人民卫生出版社,2024.4
ISBN 978-7-117-36195-8

Ⅰ. ①克… Ⅱ. ①陈… ②张… Ⅲ. ①克罗恩病–中
医治疗法 Ⅳ. ①R259.746.2

中国国家版本馆 CIP 数据核字（2024）第 072849 号

人卫智网	**www.ipmph.com**	医学教育、学术、考试、健康， 购书智慧智能综合服务平台
人卫官网	**www.pmph.com**	人卫官方资讯发布平台

克罗恩病：关于治疗与调养的中医建议
Keluoen Bing: Guanyu Zhiliao yu Tiaoyang de Zhongyi Jianyi

主　　编：陈　延　张北平
出版发行：人民卫生出版社（中继线 010-59780011）
地　　址：北京市朝阳区潘家园南里 19 号
邮　　编：100021
E - mail：pmph @ pmph.com
购书热线：010-59787592　010-59787584　010-65264830
印　　刷：三河市宏达印刷有限公司
经　　销：新华书店
开　　本：889×1194　1/32　　印张：5.5
字　　数：128 千字
版　　次：2024 年 4 月第 1 版
印　　次：2024 年 4 月第 1 次印刷
标准书号：ISBN 978-7-117-36195-8
定　　价：59.80 元

打击盗版举报电话：010-59787491　E-mail：WQ @ pmph.com
质量问题联系电话：010-59787234　E-mail：zhiliang @ pmph.com
数字融合服务电话：4001118166　E-mail：zengzhi @ pmph.com

克罗恩病：
关于治疗与调养的中医建议

主　编　陈　延　张北平

副主编　黄智斌　郑　婕

编　者（按姓氏笔画排序）

龙洁儿　卢悦明　庄映格　刘　刚

刘　佳　刘文婷　许欣筑　李炜芳

李蕴淇　吴明慧　何家鸣　宋莉萍

张北平　张靓雯　张瑞娟　陈水林

周昌坤　莫　彦　黄凤兰　曾梦芸

颜子钰

总序

2023 年是广东省中医院建院 90 周年。作为中国近代史上历史最为悠久的中医医院，广东省中医院自 1933 年建院初期，就以振兴、发展中医药事业和为人民群众提供优质的中医药健康服务为己任，一代代广东省中医院人赓续"上医医国 先觉觉民"的红色基因，砥砺奋进，勇毅前行。

90 年筚路蓝缕，90 年初心弥坚。长期以来，我们始终高度重视中医药文化弘扬和健康科普传播工作，以人民群众健康需求为导向，充分发挥名院、名科、名医、名药等优势资源，不断创新载体，注重医媒融合，为人民群众生命健康全周期保驾护航，为健康中国建设贡献力量！

值此医院 90 华诞之际，在上级主管部门的指导下，在人民卫生出版社的大力支持下，我们组织编写这套"献给大家的健康书系列"，作为送给大家的一份特殊的礼物。

这套丛书由医院呼吸科、妇科、脾胃病科、治未病中心、骨伤科、耳鼻喉头颈科、心理睡眠科及脑病科等多个国家级重点专科的团队精耕细作而成，联袂为大家奉上一套健康大餐。在这里，您可以学习国医大师邓铁涛老先生的百岁养生法，可以了解厨房里的膳食养生智慧，还可以了解什么是"正确"的呼吸、如何保护我们"脆弱"的颈椎、怎样睡得更好……希望这套丛书能够成为您健康的"加油站"。

2023 年 9 月

前言

　　克罗恩病被世界卫生组织列入现代难治性疾病。本病的病因和发病机制尚不明确，目前无根治手段，属于需要长期治疗的慢性疾病。广东省中医院从 2009 年开始，组建了克罗恩病慢性疾病管理研究团队，为克罗恩病患者提供中医治疗方案。在长期的慢性疾病研究过程中，我们发现，很多患者对本病知之甚少，即使有些了解，也是道听途说、错漏百出，这些不正确的认知导致患者在治疗过程中会做出错误的选择，从而导致病情反复甚至加重。如果对这些患者进行健康宣教，加强其对疾病的了解，就会增加患者对医嘱的执行效果，而且帮助患者学会自我管理，能够有效避免病情反复。因此，我们将平时对患者进行健康宣教的内容进行梳理，以临床问题为索引，以中医理论和诊治指南为内核，编写了《克罗恩病：关于治疗与调养的中医建议》一书，希望能够帮助更多的克罗恩病患者，让其了解这些医学知识，促进疾病康复。

　　本书分为五部分，第一部分疾病常识篇，主要介绍了克罗恩病的概况、诊断方法、鉴别诊断、疗效评价以及对怀孕的影响等，使患者对于克罗恩病有基本的认识；第二部分西医治疗篇，简单介绍克罗恩病目前主流的西医治疗方案以及在临床上患者应该如何根据自己的实际情况了解最适合自己的治疗方案；第三部分中医治疗篇是本书的亮点之一，以临床的实际案例为基础，介绍了如何使用纯中医方案治疗克罗恩病，以及在实施过程中遇到问题应该如何处理；第四部分中医调理篇也是本书的亮点之一，重点讲述了克罗恩病治疗过程中应该如何使用中医方案改善症状、提高生活质量等；第五部分饮食调理篇是本书的重点，用了接近四成的篇幅讲解了克罗恩病患者在日常生活中需要注意的问题，包括米饭、发物、肉类、火锅、食物添加剂、腌制食品、鸡蛋、酒、烟、水果、蔬菜、粗粮、豆类、茶、饮料、零食等多个方面话题，几乎涵盖了克罗恩病患者在日常生活中可能遇到的各个方面的问题，对于克罗恩病患者的生活调养有积极的指导作用。

本书为科普作品，适合克罗恩病患者及家属阅读，也适合克罗恩病慢性疾病管理的医护人员在健康宣教时使用。在本书编写过程中，感谢广东省中医院脾胃病大科的大力支持，感谢广东省中医院宣传部的各位同事的悉心斧正，更感谢我们克罗恩病慢性疾病管理研究团队的同事们的辛勤付出，在资料收集、整理到书稿撰写的过程中做出了巨大贡献。

2024 年 3 月

目录

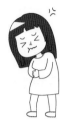

疾病常识篇

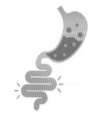

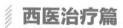
西医治疗篇

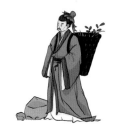

中医治疗篇

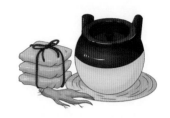

中医调理篇

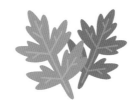

饮食调理篇

疾病常识篇

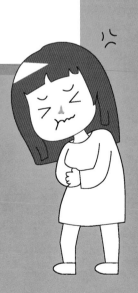

克罗恩病简介 [1]

　　克罗恩病是一种以消化道病变为主的自身免疫性疾病，可累及从口腔到肛门的全消化道，以消化道节段性、全层性、炎症性病变为主要病理特征，常累及消化道以外的器官，如关节、皮肤及眼等。

　　患者主要表现为腹痛、腹泻、便血等消化道症状，以及体重减轻、发热、食欲减退、疲劳、贫血等全身症状，还有皮肤病变（结节性红斑、坏疽性脓皮病）、关节及骨骼病变、眼部病变（巩膜炎）等，同时还会出现各种瘘管、腹腔脓肿、肠狭窄、梗阻、肛周病变（肛周脓肿、肛周瘘管、皮赘、肛裂）等并发症，严重的会出现消化道大出血、穿孔以及癌变等。**腹泻、腹痛、体重减轻是本病的常见症状，如有这些症状出现，特别是年轻患者，要考虑本病的可能，如伴有肠外表现和 / 或肛周病变高度怀疑为本病。**肛周脓肿和肛周瘘管可为少部分克罗恩病患者的首诊表现，值得关注（图 1-1）。

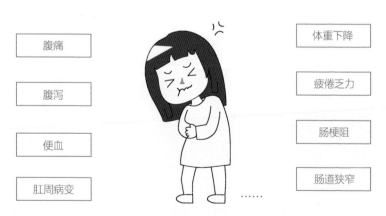

图 1-1　克罗恩病患者常见的临床特点

由于克罗恩病患者表现多样，涉及多个器官和组织，而且发病原因不明，因此被世界卫生组织列为现代难治性疾病之一；由于难以治愈，患者可能会因长期经受疾病带来的痛苦（如腹痛、腹泻、营养不良），也可能因经济负担或者长期服药后可能出现的副作用而害怕，还可能不得不减少工作量或换工作，甚至因患病而影响婚姻和家庭关系，所以，克罗恩病也被称为绿色癌症。

克罗恩病多发生于青春期，发病高峰年龄为 18~35 岁，男性略多于女性。克罗恩病属于疑难疾病，所以，其诊断过程比较复杂。首先，需要排除肠结核、白塞综合征，还需要排除感染性肠炎（如人类免疫缺陷病毒相关肠炎，血吸虫病，阿米巴肠病，耶尔森菌感染、空肠弯曲菌感染、医院获得性艰难梭菌感染、巨细胞病毒感染等导致的肠炎）以及缺血性结肠炎、放射性肠炎、药物性肠病、嗜酸性粒细胞肠炎、以肠道病变为突出表现的多种风湿性疾病（如系统性红斑狼疮、原发性血管炎等）、肠道恶性淋巴瘤、憩室炎、转流性肠炎等；在排除以上疾病后，还需要结合内镜检查（胃镜、肠镜、胶囊内镜、小肠镜）、影像学检查（CT 水成像、磁共振水成像、肛周磁共振成像、腹部超声检查）以及病理检查才能明确诊断。

克罗恩病属于慢性疾病，其治疗需要长期维持。治疗方案应该由有经验的专业医生与患者共同讨论决定，治疗方案的调整患者应与主诊医生商量，而不要私自减药或者停药，否则会导致病情反复或加重。常用的治疗方案包括：5- 氨基水杨酸制剂、激素、免疫抑制剂、生物制剂、中医治疗等，对于经内科保守治疗无效的重症克罗恩病患者，或者出现消化道大出血、急性穿孔、癌变等情况时，则需要考虑手术治疗。

克罗恩病患者肠道准备的注意事项[2]

在克罗恩病的诊断过程中，结肠镜检查（应进入回肠末端）以及活体组织检查（简称"活检"）是辅助诊断的第1步。要保证结肠镜检查的质量，首先要做好肠道准备工作。

什么是肠道准备呢？通俗来讲，**肠道准备就是想办法将肠道里面的粪便排干净。**如果肠道准备不充分（肠道内还有粪便存留），不仅会影响检查视野，导致结肠镜操作时间及难度增加，而且会降低结肠镜检查的有效性和安全性。所以，充分的肠道准备（主要是排干净肠道内的粪便）是实现高质量内镜检查的第一步。那么，怎么做才能确保准备充分呢？

1. **检查前限制饮食** 进行肠道检查前1天应低渣低纤维饮食，就是少吃高纤维的食物（如青菜、五谷杂粮、豆类、水果等），若能做到半流质饮食（粥、粉、面）则更好，克罗恩病患者可以进食肠内营养液。通过食用容易消化吸收的食物以减少肠道中的食物残渣，从而提高肠道准备的清洁度，术前1天饮食限制除克罗恩病患者外，也适用于所有准备进行肠镜检查的患者。

2. **遵医嘱认真分次服用泻药** 目前多选择聚乙二醇电解质散作为克罗恩病患者的肠道清洁剂。聚乙二醇电解质散属于容积性泻药，通过口服大量液体清洗肠道；它对肠道的吸收和分泌无明显影响，也不会引起水和电解质紊乱，而且相比于其他泻药，引起肠黏膜损伤的概率更低，同时不影响肠黏膜的组织学表现，对于克罗恩病患者是安全的。

肠道准备的泻药（聚乙二醇电解质散）一般采用分次服用 3 000mL 方案，即肠道检查前 1 天晚上 8 点服用 1 000mL，检查当天于检查前 4~6 小时服用 2 000mL。服药期间可适当走动，并轻揉腹部加快排泄。如果患者不能耐受泻药的口味，可选择用运动饮料或无糖饮料冲服以调节味道，这样有助于提高耐受度，减轻恶心、呕吐等不良反应。若仍不能耐受者，应该及时和主管医生联系以调整肠道准备方案。

3. **配合中医穴位贴敷的特色疗法**　穴位贴敷是把相关药物调成糊状后直接贴敷在穴位上的一种无创穴位疗法。具体操作是检查前使用黄酒调配大黄胶囊，对神阙进行穴位贴敷，临床发现对提高肠道准备清洁度有不错的效果（图 1-2）。

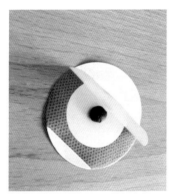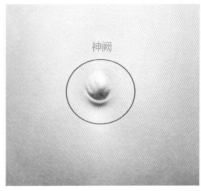

图 1-2　神阙及穴位贴敷

回肠末端溃疡先别慌，专家教你怎么做

克罗恩病在结肠镜下的特征表现为非连续性病变、纵行溃疡和卵石样外观。病变主要位于回肠末端和右半结肠[3]。但在克罗恩病早期，患者内镜下的表现并非这么典型，多表现为散在分布的白色、表浅、针尖样微小圆形溃疡，随着普通人健康意识的增强，很多人会进行肠镜检查，有些时候在肠镜检查过程中也会在回肠末端发现类似的溃疡，这种情况会引起患者的恐慌，害怕自己得了克罗恩病。**克罗恩病患者在回肠末端出现溃疡是合理的，但不等于肠镜发现回肠末端溃疡就一定是患有克罗恩病，**下面我们就从一个实际的案例来说明这个问题。

小李是一名办公室职员，初入职场，对工作环境及流程不太熟悉，觉得压力很大；过年期间他和朋友聚餐，一不小心吃多了烧烤，出现腹泻，到当地医院诊治，虽然服药后腹泻暂时被控制，但自此小李的肚子就经常不舒服，时不时出现腹部隐痛和腹泻，有时是与不注意饮食有关，有时是与工作压力有关，有时甚至没有明显的诱发因素也会腹泻，给小李的工作和生活带来了很大的困扰。于是，小李就在当地医院进行了肠镜检查。肠镜结果提示，小李回肠末端存在溃疡，于是他马上到医院进行诊治，医生给予了保护肠黏膜的药物以及益生菌等，建议小李半年后复查肠镜，经过药物治疗后，小李的腹痛以及腹泻有所缓解，因此，他也略微放心了一些。但半年后小李再次复查肠镜时，已经放下的心又重新悬了起来，因为复查肠镜仍然有回肠末端糜烂和小溃疡，对于这样的结果小李非常不理解，明明吃药后症状有所改善，为什么溃疡还没有好呢？于是，小李决定自己上网查查，结果一查，发现事情不像他想象得那么简单，原来这是克罗恩病的表现，而克罗恩病是一种需要长期治疗的慢性疾病。于是小李的心情一落千丈，原本就紧张、焦虑的情绪变得更加难以舒缓；在朋友的介绍下，找到了广东省中医院的治疗团队。

那么，回肠末端溃疡就是克罗恩病吗？下面我们就来详细了解一下回肠末端溃疡的问题。

1. **什么是回肠末端溃疡**　回肠末端指的是小肠末端，是小肠与大肠的交接处；而溃疡是皮肤、上皮或黏膜表面组织的局限性缺损、溃烂，就像日常多见的口腔溃疡，回肠末端溃疡就是指小肠末端有溃疡（图 1-3）。

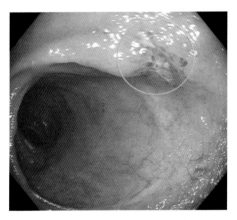

图 1-3　回肠末端溃疡

2. **肠镜检查发现回肠末端溃疡就是得了克罗恩病吗**　从发病特点上来说，克罗恩病患者确实很多表现为回肠末端溃疡，但不代表回肠末端溃疡就是克罗恩病。所以，当肠镜提示患者存在回肠末端溃疡时，首先不要慌，**先带上肠镜报告和病理活检报告**（门诊肠镜检查发现回肠末端溃疡，常规都会取病理活检），**需经消化专科医生诊断确定。**

3. **为什么会出现回肠末端溃疡**　引起回肠末端溃疡的原因尚未完全明确，可能与某些因素引起的肠黏膜损伤、肠道菌群失调、回肠末端细菌定植形成感染等有关，这些因素最终造成了肠黏膜的损害。常见的原因如下。

（1）生活及饮食因素：**吸烟、饮酒、进食不规律、熬夜等因素会影响肠黏膜屏障功能，削弱人体肠道的自我恢复功能**，导致肠黏膜受损，进而产生肠道溃疡性疾病。

（2）情绪因素：肠道又被称为人体第二大脑，**精神及情绪等因素可影响肠道蠕动的节律，而肠道运动的改变又会进一步影响机体肠道菌群的数量和组成**，导致肠道菌群失调，进而出现肠道溃疡性疾病。

（3）感染因素：进食不干净食物引起的细菌感染、各种病毒感染（如胃肠型感冒、轮状病毒腹泻）、寄生虫感染（如血吸虫）、肠结核等均会损伤肠黏膜，从而出现肠道损伤和溃疡。

（4）肠道炎性病变：如克罗恩病、白塞综合征等肠道炎性疾病也会以回肠末端溃疡为主要表现，但这些炎性疾病引起的肠黏膜溃疡一般都有各自的典型溃疡表现，有经验的医生可以根据肠镜的图片进行初步判断。此外，不同疾病伴随症状也会有所不同，如克罗恩病患者多伴有腹痛、腹泻、体重减轻等；白塞综合征患者多伴有反复口腔溃疡、生殖器溃疡和眼炎等；这些伴随症状也可以给医生一些提示。

（5）肿瘤性疾病：如淋巴瘤患者有时也会出现回肠末端溃疡。

综上所述，回肠末端溃疡仅仅是肠镜下的表现，**临床医生不能仅凭肠镜以及病理报告就下诊断，还需要根据患者的病因、发病过程、临床表现、伴随症状、加重及缓解因素等进行初步分析**，找到大概的诊断思路，然后根据诊断思路进行进一步的检查，寻找到相关的证据，才能最终确诊。

4. 患者发现回肠末端溃疡应该如何处理

（1）常规肠镜检查发现回肠末端溃疡，但没有临床症状或者临床症状很轻微，不影响生活和工作，但患者在日常生活中存在不良的生活习惯，如吸烟、饮酒、熬夜，这时可以暂时不用吃药，首先从调整生活方式和饮食习惯入手，1年后复查肠镜。很多患者在调整生活方式和饮食习惯后，回肠末端溃疡会好转或消失；但若复查肠镜发现溃疡增多、加重，则需要找医生进一步诊治。如果因其他疾病需要长期服用药物的话，情况就复杂一些，需要跟主诊医生商量，是否能够调整或者更换药物，如果无法调整或更换，就需要使用黏膜保护剂或者中药保护肠黏膜。

（2）常规肠镜检查发现回肠末端溃疡，但没有临床症状或者临床症状很轻微，不影响生活和工作，但患者在日常生活中不存在不良的生活习惯，平时也非常注意饮食，这种情况则需要评估一下情绪方面的问题。也有部分患者在压力缓解后回肠末端溃疡会好转，但情绪调控是非常困难的，如果确实存在焦虑或者抑郁，建议患者到心理专科就诊，如果还没有那么严重，建议使用一些益生菌，或者吃一些黏膜保护剂，也可以服用一些中药，1年后复查肠镜。

（3）对于怀疑有细菌、病毒、结核分枝杆菌等感染的患者，一定要尽快住院，通过检查明确感染的病因，并给予针对性治疗，在病因解除后，大多数患者的回肠末端溃疡会好转。

（4）对于回肠末端有溃疡，而且有明显的临床症状或者存在明显的炎症指标，如红细胞沉降率、C反应蛋白升高等，这个时候就需要医生介入治疗了，医生会根据患者的情况给予规范的治疗和复查方案，要定期复诊、定期检查，这样才能有效地阻止病情的进一步发展。

小李经过一系列的检查后没有发现明显的异常，因此考虑其回肠末端溃疡的产生与肠道菌群紊乱有关，于是，医生给他开具了一些中药调理肠道菌群，至此，小李心中的一块大石头终于落地了，重新开始了正常的生活。

当检查发现回肠末端溃疡后，首先不要过分紧张，最有效的方法是到医院相关专科就诊，建议去专门研究炎症性肠病的专科，由医生根据情况确定下一步的诊治方案，这样就不会像小李那样自己吓唬自己了。

症状消失就是病好了吗

临床症状是患者就诊的主要原因，所以，一般患者都会认为，症状改善就不用来看病了；在临床上，也有很多克罗恩病的患者在临床症状（如腹痛、腹泻）改善后，就会觉得病已经好了，会自行减少药量，甚至会出现自行停药的情况，这种认识是否正确呢？

在以前，这种认识是有一定道理的，即使是在规范的共识意见[1]中，也把症状改善作为主要的治疗目的之一，而且现在比较常用的评价克罗恩病的活动指数的计算法（Best 的克罗恩病活动指数计算法）[1]也将稀便次数、腹痛程度、使用阿片类止泻药等与症状相关的内容列为评价指标之一，所以说症状改善确实在一定程度上可以代表病情好转。

但这里强调"以前"，是因为随着医学及科学的发展和对克罗恩病研究的深入，**治疗的目标已经从单纯的症状缓解、提高生活质量向透壁愈合转变，更高的治疗目标决定了疾病疗效评价体系的转变**。随着治疗目标的转变，近几年西医专家开始越来越重视内镜的评分，而不再单纯通过症状评分系统对疾病的严重程度进行评价了。

如图 1-4 所示，症状改善对于患者来说固然是一件好事，但**单纯的症状改善不能作为疾病好转的评价标准，更不能作为调整治疗方案和停药的标准**。可能患者会觉得这样说专业性太强，下面就用一个病例来说明这个问题。

这位患者的诊治经历是很波折的，他在 2014 年开始出现腹痛、腹泻、便血等症状，曾被诊断为溃疡性结肠炎（初发型，全结肠型，轻度，活动期），当时采用 5- 氨基水杨酸类药物治疗，症状好转后出院。由于患者担心西药的副作用，在症状改善后就没有再规范使用西药治疗，2018 年 1 月症状再次加重，大便每天达 10 次，患者来广东省中医院后医生让其住院进行检查，发现病情并不乐观，存在营养状态不佳、贫血、炎症指标偏高等问题。

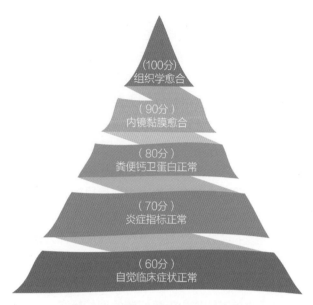

图 1-4　克罗恩病治疗目标金字塔

金字塔内容（从上到下）：

（100分）组织学愈合

（90分）内镜黏膜愈合

（80分）粪便钙卫蛋白正常

（70分）炎症指标正常

（60分）自觉临床症状正常

　　根据表 1-1 中的数据，医生将诊断修正为克罗恩病（回结肠型，非狭窄，非穿透，中度，活动期），患者经过部分肠内营养＋中医药辨证治疗、激素＋免疫抑制剂、激素＋免疫抑制剂＋中药治疗等方案，大便次数明显减少，临床症状明显减轻。由于症状改善，患者在未与主诊医生沟通的情况下，自行停用了激素及免疫抑制剂等药物，也觉得自己应该没有问题了，但情况真的如患者自己判断的那样吗？2022 年，在医生建议下患者住院复查，结果如表 1-2。

　　从检查结果来看，患者的病情并没有明显好转，甚至有加重的倾向。通过这个病例可以看出，对于克罗恩病这种比较特殊的疾病，单纯使用临床症状改善来评估病情是否好转是不合适的，更不能因为症状改善而更换治疗方案，否则会导致病情反复或者加重。

表 1-1　患者 2018 年住院时各项指标的检查结果

各检查结果	2018 年 1 月
体重（kg）	50
BMI（kg/m²）	16.4
血红蛋白（g/L）	116
白蛋白（g/L）	33.5
血沉（mm/h）	103
超敏 C 反应蛋白（mg/L）	24.7
粪便钙卫蛋白（μg/g）	>3 600
内镜结果	小肠、结肠多发溃疡

表 1-2　患者 2022 年住院时各项指标的检查结果

各检查结果	2022 年 3 月
体重（kg）	50
BMI（kg/m²）	16.4
血红蛋白（g/L）	88
白蛋白（g/L）	34.7
血沉（mm/h）	>120
C 反应蛋白（mg/L）	6.9
粪便钙卫蛋白（μg/g）	81.18
内镜结果	小肠结肠多发糜烂性溃疡，伴回盲瓣狭窄

那么，到底应该如何评估克罗恩病患者的病情呢？

一般来说，疾病的评估分为三个阶段（图 1-7）。

第一个阶段是在使用新方案的 3 到 6 个月（根据药物的常规起效时间来推算），这个阶段叫作诱导缓解期，诱导缓解有效的标准就是临床症状改善、炎症指标改善、内镜检查改善，如果达到了这些标准，该方案就可以继续使用；如果没有达到这些效果，就需要考虑修改方案。

第二个阶段是在使用新方案 1 年左右，这个阶段叫作维持缓解期，有些方案在前期效果较好，随着时间推移，可能会出现失效的情况，所以应该给予患者随访及复查，这个阶段有效的标准是临床症状基本消失、炎症指标基本正常、内镜检查提示黏膜溃疡基本愈合。

第三个阶段就是长期维持阶段，经过第二个阶段治疗起效的患者，一般都可以用该方案维持缓解，这样，患者只需要 2~5 年复查 1 次（根据实际情况）即可。具体方案如图 1-5。

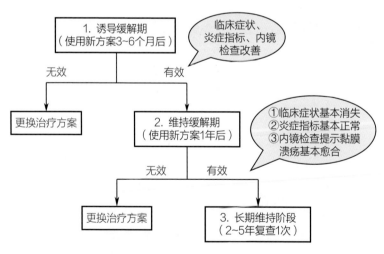

图 1-5　克罗恩病评估的三个阶段

克罗恩病患者可以停药吗

"克罗恩病可以停药吗？"这是众多克罗恩病患者非常关心的问题，也是非常难以回答的问题。根据目前的认识，克罗恩病是一种慢性疾病，是需要长期维持治疗的；但临床上确实存在一些停药后未见复发的患者，这些个案又给很多患者带来了停药的希望。

克罗恩病患者是否能够停用药物呢？这也是医生非常关注的问题。相关研究显示，克罗恩病患者停止治疗会导致疾病复发风险显著增高，停用免疫抑制剂后2年与5年复发率分别为30%与50%~75%；停用生物制剂1年复发率可达30%~40%，停用5年复发率更是高达50%[4]。由此可以看出，停药确实会导致疾病复发。但如果我们换一个角度来思考就会发现，还是有25%~50%的患者在停药5年后没有复发，虽然对于需要长期治疗的慢性疾病患者来说，5年的时间还是短了一些，但也说明临床上确实存在可以停药的患者。基于以上的认识，下面来谈谈克罗恩病患者停药的问题。

1. 克罗恩病患者为什么会选择停药 克罗恩病患者停药一般分为两种情况，一种是被动停药，一种是主动停药。被动停药是指因无法控制的原因而被迫停药，最常见的原因有怀孕、药物性肝损害、药物引起的白细胞下降、经济问题或者感染风险等，按照常规思路，这些患者应该更换其他治疗方案，但由于停药时患者正处在缓解期，临床症状不明显，所以，患者选择不更换治疗方案而导致最终停药。主动停药是患者因为自我认知（比如认为症状改善了是自己的病好了）以及社会认知（比如轻信在网络中流传的某些特效药物能够彻底治愈克罗恩病等谣言）的影响而自行停止了维持治疗的方案。

2. 克罗恩病患者自行停用药物会有哪些风险　患者自行停用治疗药物，会导致病情反复甚至加重，也会增加肠狭窄及肠穿孔的风险。

3. 如果确需停药，应该如何选择停药时机　虽然说停药会面临风险，但不是说停药一定会导致风险的发生。**如果疾病达到透壁愈合，即临床症状缓解、相关炎症指标正常、内镜下黏膜愈合甚至病理提示组织学缓解，此类患者停药后疾病复发的风险相对较低。**所以，对于透壁愈合的患者遇到特殊情况（如怀孕）时，是可以考虑停药的。另外，采用不同治疗方案的患者，停药的时机也各不相同。如果是单用免疫抑制剂能达到深度缓解的患者，疾病缓解后维持治疗 4 年以上可考虑尝试停药；如果是单用生物制剂能获得长时间深度缓解的患者可考虑停用，但停用生物制剂后继续使用免疫抑制剂维持治疗，可减少复发风险；如果因为经济问题而无法使用生物制剂维持治疗，这类患者也可以考虑使用免疫抑制剂维持；如果是使用免疫抑制剂＋生物制剂联合治疗的患者，相关研究显示，接受联合治疗达到持续无激素缓解，克罗恩病患者停用相关生物制剂后 2 年内复发的风险增加，但停用免疫抑制剂似乎对复发率没有影响，也就是说，使用联合方案治疗达到疾病有效缓解，可以停用免疫抑制剂，单用生物制剂继续治疗[4、5]。

总的原则是，**如果患者有停药的想法，一定要和自己的主诊医生充分沟通，需要对病情充分评估，权衡利弊后慎重决定，切忌自行停药。**

4. 停药后如何避免病情复发　密切随访是关键，通过密切随访，可以预判疾病复发的情况，及时干预，就可以有效避免病情复发。

一般停药后 6~12 个月是克罗恩病复发的高峰时期，建议随访复查至 18 个月甚至更长时间。停药期间建议每 3 个月进行血常规、C 反应蛋白、红细胞沉降率等指标监测，同时粪便钙卫蛋白也是一个帮助预测疾病复发的有效指标，粪便钙卫蛋白升高通常出现在患者停药后临床复发前数月内。所以，如果停药后上述指标保持在正常的状态，就可以继续观察；如果停药后发现上述指标出现异常，就应该及时与主诊医生沟通，根据具体情况动态调整治疗方案，避免病情反复。

克罗恩病患者可以生孩子吗 [6]

克罗恩病最常发生于青年期，发病高峰年龄为 15~30 岁，这个年龄段正好是人生育的最佳时期。很多患者对克罗恩病不太了解，担心会把这个病遗传给孩子，担心治疗的药物会对胎儿产生影响，导致有些患者因患病而分手或离异，有些患者因担心药物对备孕或胎儿影响，自行停药而致病情反复以及加重。这些不正确的认识给克罗恩病患者的正常生活带来了巨大影响。所以，下面我们将针对这些问题给出专业的指导，为克罗恩病患者答疑解惑。

1. **克罗恩病会遗传吗**　现代研究发现，克罗恩病具有遗传易感性，所以说克罗恩病会遗传也非危言耸听，但克罗恩病患者的发病是在易感基因和环境因素共同作用下发生的，肠道免疫功能和肠道菌群相互作用，产生持续的、不可逆的、过激的免疫应答，最终导致以肠道免疫性损伤为主的结果，遗传易感性并不是疾病发生的决定性因素，所以，克罗恩病不是遗传性疾病[7]。

遗传性疾病包括显性遗传和隐性遗传两种，显性遗传是指父母双方一方得病，孩子就有一半的概率因遗传致病基因而发病，比如地中海贫血就属于这种情况，所以，如果父母双方一方患地中海贫血，在生育方面就要非常慎重；隐性遗传是指父母双方都携带致病基因，孩子发病的概率是 1/4，就是只有一方携带致病基因是没有问题的，只有双方都携带致病基因才会发病，比如蚕豆病［葡萄糖 -6- 磷酸脱氢酶（G6PD）缺乏］就属于这种情况，所以，隐性遗传病患者的生育限制就没有显性遗传病患者那么严格。

而遗传易感性是指不同人群、不同个体由于遗传结构不同，在外界环境的影响下呈现出易患某种多基因疾病的倾向。简单来说，有遗传易感性的人，孩子就有患这种病的倾向，并不代表孩子一定会患病；比如部分肿瘤患者就存在遗传易感性，但并不代表父母是肿瘤患者，生的孩子就一定会患病，也不代表肿瘤患者不能生儿育女。

所以，克罗恩病患者生育力及妊娠结局与普通人群相当，而且目前医学上认为克罗恩病虽然存在遗传易感性，但并不属于遗传病，确诊克罗恩病的患者可以正常结婚生育。

2. 克罗恩病患者何时适合生育　患者疾病处于缓解期时最适合生育。疾病处于活动期时会对女性患者生育力造成较大影响，男性患者的疾病处于活动期与受孕困难相关；而疾病缓解期是女性患者妊娠的恰当时机，尤其是在内镜黏膜愈合状态下妊娠可获得更佳的妊娠结局。

那患者如何评估自己的疾病是处于活动期还是缓解期呢？临床症状改善是第一步，克罗恩病患者以腹痛、腹泻为主要症状，女性患者在怀孕期间，由于饮食结构会发生变化，腹痛、腹泻会出现加重的趋势。腹痛、腹泻一方面会加重孕妇的不适感，另一方面，由于怀孕期间能够使用的药物较少，一旦发病症状难以控制，所以，女性患者必须在临床症状明显缓解的情况下才能考虑怀孕的问题。第二步是营养状态的恢复，年轻的克罗恩病患者常伴有营养不良，而营养不良不利于胎儿生长发育，因此，对于女性患者来说，体质量指数（BMI）能够达标（超过 $18.5kg/m^2$）是最合适的，即使偏瘦的女性患者，也应该尽量达到这个标准。第三步是炎症指标的正常，因为受孕时如果处于克罗恩病缓解期，仅有1/3 的患者在妊娠期间会出现疾病复发，而且疾病复发为轻度，药物的控制效果好；而受孕时如果疾病处于持续活动状态，其中 2/3 的患者会出现病情反复及加重，此种情况下药物的治疗效果是不佳的。而评价克罗恩病患者是否处于缓解期，单凭症状改善是不够的，所以，应该有客观的指标作为评价标准，这些指标主要包括红细胞沉降率（ESR）和 C 反应蛋白（CRP）。按照最新的认识，粪便钙卫蛋白指标可以反映肠道是否存在炎症，如果粪便钙卫蛋白正常则能更好地提示疾病处于缓解期了。第四步是内镜黏膜情况的改善，关于这个问题在前面已经讲过了，内镜黏膜情况的改善是评价病情稳定的核心指标，如果内镜黏膜情况能够改善，病情反复的概率会更低。

3. **中医药在克罗恩病生育方面的作用**　《女科正宗》中记载："男精壮而女经调，有子之道也。"受孕的机制在于肾气充盛，天癸成熟，冲任二脉功能正常，男女两精相合，就可以胎孕。对于生育问题，中医十分强调肾气及冲任气血，气血由脏腑化生，是人体一切生命活动的物质基础，中医药辅助治疗对于改善生育功能有一定的作用。

脾主运化，人体的消化吸收功能与脾主运化功能息息相关，通过对脾胃功能的调理，可以有效缓解克罗恩病患者的腹痛、腹泻症状，为改善临床症状提供帮助。

脾胃为后天之本，气血生化之源，通过将中医调理脾胃的药物与营养支持治疗相结合，可以快速改善患者的营养状态。

克罗恩病患者孕育期间药物使用建议[6]

克罗恩病患者病情处于缓解期时最适合生育；但克罗恩病属于慢性疾病，即使处于缓解期，也不代表病情一定不会出现反复，尤其是整个孕育的时间跨度很长，达一年半之久（包括哺乳期），因此，医生建议克罗恩病患者应坚持使用药物维持治疗以获得最佳的妊娠结局。但这样一来，很多患者尤其是女性患者就会担心，比如"药物对胎儿有影响吗？""哺乳期能服药吗？"等。下面我们就来谈谈克罗恩病患者生育期间用药及治疗方案调整的问题。

目前，治疗克罗恩病的主要药物包括氨基水杨酸类、类固醇激素、免疫调节剂、生物制剂等。总体而言，这些治疗克罗恩病的药物大部分是安全的，但有生育需求的患者用药仍需格外谨慎。

1. 备孕期治疗方案是否需要调整 备孕期顾名思义是指准备怀孕的时间内，做好有效的孕前准备以提高受孕概率，同时降低胎儿生病的风险，是优生优育的关键。备孕期对于克罗恩病患者而言十分重要，应该戒烟、戒酒，这不仅对男性患者提高精子的数量和活性有益，而且对克罗恩病的治疗本身也有益；女性患者备孕期可补充叶酸（2mg/d）。备孕期间克罗恩病患者用药治疗方案应在医生的建议下根据个人情况进行调整，严格遵医嘱用药。

（1）氨基水杨酸类药物：对于使用美沙拉秦维持治疗的克罗恩病患者，备孕期间可以继续使用，用药期间做好疾病评估以确保受孕前症状持续缓解。

（2）免疫抑制剂：对于使用硫唑嘌呤维持症状缓解的克罗恩病患者，男性患者可继续服用，对胎儿几乎不会产生影响；女性患者在孕前3个月内服用虽不会增加胎儿畸形的风险，但可能会增加早产的风险，此时应与主诊医生沟通，短时间内停药或选择更换其他治疗方案。

甲氨蝶呤、沙利度胺属于明确可以导致胎儿畸形的药物，有生育计划的克罗恩病患者（包括男性）建议妊娠前停用甲氨蝶呤、沙利度胺3~6个月。若使用这两种药物维持症状缓解的患者则需要与医生沟通，备孕前6个月停用上述药物，主诊医生应根据患者的情况调整用药方案，选择其他药物进行维持治疗，若病情仍能有效维持便可受孕。

（3）生物制剂：对于使用生物制剂治疗的克罗恩病患者，备孕期间可以继续规律使用，无须调整。

2. 妊娠期间治疗方案是否需要调整　药物会通过胎盘屏障对胎儿产生影响，因此妊娠期间主要关注女性患者的药物调整，男性患者一般不受影响。

（1）对于使用美沙拉秦维持治疗的女性患者，妊娠期间可以继续使用。

（2）对于使用硫唑嘌呤维持治疗的女性患者，妊娠期间也可以继续使用。但孕期前 3 个月使用硫唑嘌呤可能会增加早产的风险，可短时间停药，孕期满 3 个月后使用硫唑嘌呤则不会产生上述影响。

（3）对于使用生物制剂治疗的患者，妊娠过程中可采用相同剂量维持治疗，但应根据不同药物评估妊娠期间最后一次用药时间。

1）对于使用英夫利西单抗维持治疗的患者，考虑该药物在妊娠中晚期可通过胎盘屏障，建议缓解期患者在妊娠中期（22~24 周）暂时停用，若病情不稳定或容易复发的妊娠患者，可在整个妊娠期使用英夫利西单抗。

2）对于使用阿达木单抗维持治疗的患者，一般建议妊娠 24~26 周行最后一次治疗，也可根据临床实践和病情需要将最后应用的时间延长至妊娠 34~36 周。

3）对于使用乌司奴单抗维持治疗的患者，建议在预产期前 6~10 周进行最后一次治疗。

4）对于使用维得利珠单抗治疗的患者，建议在预产期前 6~10 周进行最后一次治疗（如果是每 4 周给药的患者，则为预产期前 4~5 周）。

3. **哺乳期间治疗方案是否需要调整**　治疗克罗恩病的药物在母乳中可少量检出，然而其影响甚微。因此哺乳期间维持治疗用药基本不用调整，但可以根据治疗药物选择合适的母乳喂养方式。

（1）哺乳期可继续使用常规剂量的美沙拉嗪。

（2）哺乳期使用硫唑嘌呤，建议选择人工喂养，谨慎选择母乳喂养；若坚持选择母乳喂养，需要开始母乳喂养 10~15 天后监测婴儿血细胞计数，若出现白细胞或血小板下降，应停止母乳喂养。

（3）生物制剂类药物进入乳汁的量很少，且与其他大分子蛋白质一样会在消化道内被分解破坏，哺乳期可正常使用。

（4）糖皮质激素在母乳中亦可检出，常规剂量进入乳汁的浓度很低，对婴儿影响很小。若女性患者哺乳期间需要使用糖皮质激素，可在服用糖皮质激素 4 小时后哺乳，可减少婴儿接触激素的风险。

我们将以上所述药物归类列表（表 1-3），供大家参考。

表 1-3　克罗恩病治疗药物对孕育风险的归类

药物	备孕期用药	妊娠期用药	哺乳期用药
甲氨蝶呤	禁用	禁用	禁用
沙利度胺	禁用	禁用	禁用
美沙拉嗪	低风险	低风险	低风险
硫唑嘌呤	慎用 （有争议）	低风险	使用过程中 倾向人工喂养
英夫利西单抗	低风险	妊娠 22~24 周 最后 1 次使用	低风险
阿达木单抗	低风险	妊娠 24~26 周 最后 1 次使用	低风险
乌司奴单抗	低风险	预产期前 6~10 周 最后 1 次使用	低风险
维得利珠单抗	低风险	预产期前 6~10 周 最后 1 次使用	低风险

西医治疗篇

克罗恩病的常规治疗方案[1]

克罗恩病的治疗分为疾病活动期的治疗和药物诱导缓解期后的维持治疗两部分。疾病活动期的治疗包括一般治疗、药物治疗；维持治疗以药物治疗为主，若应用药物治疗无效者，需要考虑手术治疗。

1. 疾病活动期的治疗

（1）一般治疗

1）戒烟：吸烟会明显降低药物疗效，增加手术率和术后复发率，因此，戒烟对于克罗恩病的治疗是非常必要的。

2）营养支持：克罗恩病患者合并营养不良的情况非常常见，注意补充铁、钙和维生素（特别是维生素 D、维生素 B$_{12}$）等物质。

（2）药物治疗：药物治疗方案的选择主要依据疾病的严重程度以及对治疗的反应。

1）轻度活动期患者：结肠型、回肠型和回结肠型患者可使用氨基水杨酸制剂，但需要及时评估疗效；如果使用氨基水杨酸制剂无法有效控制病情者，按照中度活动期患者处理。

2）中度活动期患者：糖皮质激素是最常用的治疗药物，但糖皮质激素不适合维持治疗，维持治疗参考下面的方案。

激素无效或激素依赖时加用硫嘌呤类药物或甲氨蝶呤。硫嘌呤类药物治疗无效或不能耐受者，可考虑换用甲氨蝶呤。

对于激素和上述免疫抑制剂治疗无效或激素依赖者或不能耐受上述药物治疗者，可考虑使用生物制剂。

对儿童及成人难治性克罗恩病可考虑使用沙利度胺。

3）重度活动期患者：应给予全身作用激素口服或者静脉

用药。激素无效时可给予生物制剂。激素或传统治疗无效者可考虑手术治疗。

（3）营养治疗：应作为重要的辅助手段。

2. 维持治疗　激素不应用于维持缓解，用于维持缓解的主要药物如下。

（1）氨基水杨酸制剂：氨基水杨酸制剂诱导缓解后仍以氨基水杨酸制剂作为缓解期的维持治疗用药。氨基水杨酸制剂对激素诱导缓解后维持缓解的疗效不确定。

（2）硫嘌呤类药物或甲氨蝶呤：硫唑嘌呤是激素诱导缓解后用于维持缓解最常用的药物，能有效维持撤离激素的临床缓解或用于维持症状缓解下减少激素用量。硫唑嘌呤不能耐受者可考虑换用 6- 巯基嘌呤。硫嘌呤类药物治疗无效或不能耐受者，可考虑换用甲氨蝶呤。

（3）生物制剂：通过生物制剂诱导缓解的患者，一般建议继续使用生物制剂维持治疗。

3. 外科治疗　尽管部分克罗恩病患者最终难以避免手术治疗，但因术后复发率高，克罗恩病的治疗仍以内科治疗为主，外科手术指征如下。

（1）克罗恩病并发症

1）肠梗阻：肠梗阻视病变部位和范围行肠段切除术或狭窄成形术。短段狭窄肠管（一般 <4cm）可行内镜下球囊扩张术。炎症性狭窄引起的梗阻如果药物治疗无效可考虑行手术治疗。

2）腹腔脓肿：先行经皮脓肿引流和抗感染，必要时再行手术治疗以处理病变肠段。

3）瘘管形成：肛周瘘管处理应由肛肠科医生根据病情决定是否需要手术以及选择手术的术式。非肛周瘘管（包括肠皮瘘和各种内瘘）的处理是一个难题，应由内外科医生密切配合进行个体化处理。

4）急性肠穿孔：需要进行急诊手术。

5）大出血：内科治疗出血（包括内镜止血）无效而危及生命者，需要进行急诊手术。

6）癌变。

（2）内科治疗无效：内科治疗疗效不佳和 / 或药物不良反应已严重影响生命质量者，可考虑外科治疗。

克罗恩病的治疗方案，比较经典的是阶梯疗法。具体如图 2-1。

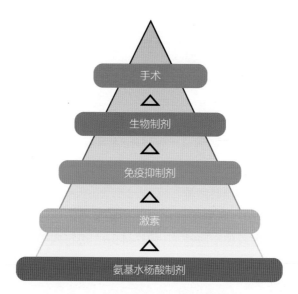

图 2-1　克罗恩病的阶梯治疗方案

《炎症性肠病诊断与治疗的共识意见（2018 年，北京）》[1]建议如下。

对于轻度克罗恩病患者，建议使用氨基水杨酸制剂治疗。

如果治疗无效，或者病情处于中度活动期，则建议使用激素治疗。

激素治疗无效或者激素依赖时加用免疫抑制剂治疗。

如果使用激素无效或者激素依赖或者不能耐受上述药物（氨基水杨酸制剂、激素、免疫抑制剂）者，建议使用生物制剂治疗。

对于重度活动期的患者，则应使用激素治疗，如果激素或者传统治疗无效者，可考虑手术治疗。

治疗克罗恩病，为什么医生会推荐贵的药

常规治疗克罗恩病的方案都是以阶梯疗法为基础的，先使用简单的药物，如果疗效不佳，则逐渐升级治疗方案，就像爬楼梯一样，逐层上升，层层递进，即升阶梯治疗。

但现在很多患者发现，大多数医生，尤其是三级甲等医院中有经验的炎症性肠病专科医生，都会首先推荐生物制剂治疗。从价格上来说，生物制剂比其他治疗药物要贵得多，如果基本医疗保险不能报销的话，基本上每年的药费支出达数万元，有些生物制剂要超过 10 万 / 年；即使基本医疗保险能够报销，也要几千元 / 年，而免疫抑制剂仅几百元 / 年。为什么医生会放弃几百元的药物而选择昂贵的药物推荐给患者呢？这就要从近几年克罗恩病的研究进展说起了。

1. **治疗目标的更新**　2018 年的共识意见[1] 提出克罗恩病的治疗目标是："诱导并维持临床缓解以及黏膜愈合，防治并发症，改善患者生命质量。"那时的主要治疗方向是以控制病情为主，希望能够达到长期维持治疗的目标，基于这样的治疗目标，使用氨基水杨酸制剂和免疫抑制剂是能够达到的；但从 2022 年开始，克罗恩病的治疗目标已经向透壁愈合转变，要达到这样的治疗目标，就需要使用价格相对昂贵的生物制剂才行。所以，选择贵的药物目的是获得更好的治疗效果。

2. **对患者获益认识的更新**　医生无论选择哪种治疗方案，都应该把患者的获益放在第一位，使用升阶梯治疗，在类似的疗效下患者的医疗费用更低，这是很明显的获益，是众多患者可以亲身感受到的，那为什么医生会放弃一个明显获益的方案而选择昂贵的方案呢？这就要从短期获益和长期获益的角度来看了（图 2-2）。

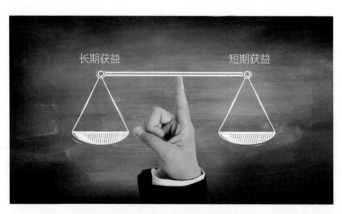

图 2-2　长期获益和短期获益

克罗恩病对人体最大的影响是肠狭窄以及肠穿孔，这些情况会增加患者手术的风险；在克罗恩病的早期，肠狭窄以炎症、水肿为主，通过积极治疗，病情能够得到快速、有效的控制，这种因炎症水肿引起的肠狭窄会因为炎症被吸收而恢复正常；但如果病情不能及时得到控制，肠道就会因为反复炎症而出现纤维化，这种因纤维化而导致狭窄的肠道是很难恢复正常的。随着时间的推移，肠道会越来越窄，一旦肠狭窄影响肠内容物通过，就会出现肠梗阻，这时候就只能进行手术治疗了。更为重要的问题是，肠狭窄与临床症状之间并非为完全的对等关系，也就是说，腹痛、腹泻严重的患者肠道不一定狭窄，而平时没有不舒服的患者不代表肠道没有进行性狭窄。这个问题在前面的章节中已经详细介绍了。所以，使用升阶梯治疗方案，从短期来讲，患者确实有医疗费用低的获益；但从长期来看，年轻人经受手术会对生活质量产生很大的影响，而且病情总是反复不好，其实花费的钱更多。对克罗恩病治疗方案长时间观察发现，使用生物制剂的总体治疗费用并不比其他治疗方案高[8]。

3. **基本医疗保险政策的改变**　2018年生物制剂尚未纳入基本医疗保险，昂贵的医疗费用让大多数患者望而却步，而激素及免疫抑制剂均有较为明显的副作用，所以，将氨基水杨酸制剂作为基础治疗，逐层升级，一方面可以有效地为患者节约医疗费用，又可以降低患者面临副作用的风险，在当时确实是最佳的治疗方案[1]。

2022年生物制剂正式纳入基本医疗保险，经基本医疗保险报销后，患者维持治疗的医疗费用下降70%~80%，为更多的中低收入患者人群使用生物制剂提供了保障。

所以，三级甲等医院有经验的炎症性肠病医生推荐患者使用贵药（生物制剂），并不是想增加患者的医疗费用，而是及时掌握了最新的研究进展，希望患者多多获益。当然，并不是所有患者都需要使用生物制剂，也不是所有患者都适合使用生物制剂，具体方案的选择还需要医生根据具体情况与患者进行充分的沟通，毕竟克罗恩病的治疗是一个漫长的过程，需要慎重考虑。

患了克罗恩病不可怕！慢性疾病管理是关键

克罗恩病是需要长期维持治疗的一种慢性疾病。而慢性疾病管理是保持病情长期稳定的关键一环。

慢性疾病管理即组织相关专业医生及护理人员，为慢性疾病患者提供全面、连续、主动的管理，以达到促进健康、延缓疾病进程、减少并发症、降低伤残率、延长寿命、提高患者生活质量、降低医药费用的一种科学管理模式。**慢性疾病管理不是单纯的医生管理患者，慢性疾病管理的核心是慢性疾病患者的自我健康管理，患者是疾病的自我管理者**。通过医护人员的教育、培训，让患者掌握自我管理疾病的知识，掌握改变生活方式的技巧，促进和提高患者的自我管理能力，成为一名专业的患者。

克罗恩病患者的自我健康管理主要内容包括以下六方面。

1. **症状管理**　早期识别克罗恩病活动期或疾病加重的一些临床症状，避免延误治疗是自我管理疾病的基础。**克罗恩**

病患者以腹痛、腹泻为主要症状，若突然出现腹痛、大便次数增多、便血、肛周渗液增加或明显体重减轻，应重视并及时至医院就诊，由主诊医生评估病情。 这里需要注意的是，腹痛、腹泻不是克罗恩病的特有症状，很多克罗恩病患者出现消化不良或者急性胃肠炎时也会出现腹痛、腹泻加重，所以，当症状出现反复时，及时就诊是第一要务，不要自行评价治疗效果，也不要因为腹痛、腹泻加重而随意调整或者停用现有治疗方案。

2. **用药管理**　克罗恩病需要长期维持治疗，遵医嘱规范治疗是维持疾病缓解的关键。患者应建立正确的用药观念，若对治疗方案存在疑虑，应与主诊医生沟通，切忌随便自行增加、减少或更换药物，甚至自行停药；接受生物制剂治疗的克罗恩病患者应按照规定的治疗周期按时治疗，尽量避免推迟治疗，不然容易出现治疗效果不佳，导致病情反复甚至生物制剂失效等情况。使用免疫抑制剂的患者出现药物性肝损害以及白细胞下降等不良反应时应该及时跟主诊医生沟通，给予针对性的治疗，并调整克罗恩病的治疗方案，而不要简单停药。

3. **饮食管理**　长期不当饮食会影响克罗恩病的发生和发展，而且也会影响克罗恩病的疗效、预后及转归[9]。克罗恩病患者肠道存在炎症，若进食一些免疫原性强的食物容易诱发或加重肠道免疫性炎症，因此日常生活中做好饮食管理对于克罗恩病患者而言是非常重要的。已确诊克罗恩病的患者不推荐进食海鲜、牛奶、油炸辛辣食品、生冷食品及高脂、高糖的食品，具体可参考本书饮食调理篇中的相关内容。尽量选择原生态、绿色健康的食材，避免各种深加工的食物。

4. **生活方式管理**　健康的生活方式能防止疾病的进一步

发展。吸烟是克罗恩病发病的一个危险因素且容易增加相关并发症，因此克罗恩病患者必须戒烟，而且也要远离吸烟人群；**酒精对肠黏膜可造成直接的化学损伤，不利于损伤黏膜的修复**，所以，克罗恩病患者应该戒酒；**熬夜会影响肠道菌群的分布，造成益生菌减少**，所以，克罗恩病患者应该规律作息，避免熬夜。

5. **情绪管理**　精神心理问题与疾病活动存在相关性，情绪障碍不利于疾病从活动期进入缓解期或影响维持缓解阶段的效果，影响患者日常生活、工作及临床预后。

由于克罗恩病属于疑难疾病，很多患者对这种疾病不了解，很容易对患病产生负面情绪，如情绪低落、抑郁、烦躁等，而这些负面情绪反过来又会导致患者的临床症状如腹痛、腹泻加重，体重减轻等，所以，克罗恩病患者在规范药物治疗的基础上需要保持积极健康的心态。首先要对疾病有正确的认知，纵使克罗恩病目前无法治愈，但病情处于缓解期也是让人感到愉快的事情，避免过度担忧。日常生活中可以通过与家人、朋友交流帮助自己排解消极情绪，或者加入病友群交流、互助，合并情绪障碍的患者则需要精神心理方面的医疗服务，接受针对情绪障碍的干预和治疗。

6. **随访管理**　克罗恩病是一种慢性复发性疾病，因受到各种因素的影响，在维持治疗期间疾病也有反复的可能性，加上长期使用一些药物容易出现某些不良反应，因此除了上述的自我管理方法外，克罗恩病患者应该配合主诊医生定期接受随访。一般而言，每 3 个月需要进行血常规、血生化、C 反应蛋白、红细胞沉降率等指标监测；每半年或 1 年进行一次结肠镜检查，医生会根据患者病情调整下一次随访时间及内容。

中医？西医？克罗恩病患者究竟如何选择

克罗恩病的治疗方案按照治疗特点可分为中医治疗和西医治疗两大类。西医治疗是目前治疗的主流，也是多数患者选择的治疗方式，但西医治疗并非完美，一方面，现有的西医治疗，即使是疗效较好的生物制剂方案均存在失应答的现象[10]，无法获得 100% 的有效率；另一方面，大多数的西药说明书中都列举出了许多的不良反应，也会引起患者及家属的担忧。于是，有患者就会选择中医治疗，但中医治疗也存在一些问题。首先，中医治疗克罗恩病的循证证据不多，西医专家对中医治疗克罗恩病持保留态度，甚至有些西医专家不建议患者使用中医治疗方案；其次，一些中医专家对克罗恩病这种少见疾病不熟悉，以临床症状改善作为病情好转的评价标准，从而停用或减量西医方案的用药，导致病情反复，也给中医治疗克罗恩病带来了负面影响。

那么，患者是否应该选择中医方案呢？

想要回答这个问题，首先，患者要看一下中医和西医是如何治疗克罗恩病的，只有明白了其中的道理，才能明确选择的方向。

西医治疗的核心是基于疾病的病理变化，首先要找到引起疾病的核心病理通道，然后使用药物对此通道进行调控，使病理变化发生逆转，使病变的组织和器官逐渐恢复，最后达到疾病好转和痊愈的目的，像比较常用的英夫利西单抗主要针对的是肿瘤坏死因子 -α（TNF-α）通道，而维得利珠单抗主要针对 α4β7 整合素通道。病理机制认识的精准性提高了西药治疗的准确性，也提高了临床疗效，但同时也存在着一定的问题，炎症反应可能会涉及很多通道，所以才会出现针对一类通道的生物制剂无法解决所有问题的情况。现在也有专家提出两种生物制剂联用的方案，就可以解决不同通道的问题，但生物制剂联用又会增加患者的经济负担。

中医治疗的核心是基于中医证型，辨证论治是中医治疗疾病最常用的治疗方法，而证型的判定需要掌握症状群（包括临床症状、舌象、脉象等），所以，使用中药治疗最先改变的是临床症状，临床症状改善说明治疗的方向是正确的，沿着这个正确的治疗方向维持治疗，机体的组织器官功能就会逐渐恢复，最后，疾病的病理改变也会出现逆转。

中西医治疗克罗恩病的过程如图 2-3。

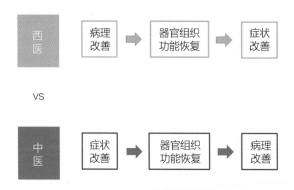

图 2-3　中西医治疗克罗恩病的过程

从图中可以看出，无论中医还是西医，其治疗的目的是一样的，只是起效的时间、靶点和入手角度不同而已。因此，从理论上来讲，患者无论是选择西医方案还是中医方案都是可行的。但在实际情况下，应该如何做出合理选择呢？下面就用一个病例做示范，希望能对患者有所帮助。

小周是 20 多岁的年轻人，2018 年出现肛周脓肿，2020 年出现肛瘘，诊断考虑不排除克罗恩病，治疗上给予口服 5- 氨基水杨酸制剂，后因出现关节疼痛的副作用而停药。2021 年 1 月再次住院，明确诊断为克罗恩病，主诊医生建议给予生物制剂治疗。患者家属对生物制剂治疗有顾虑，于是找到广东省中医院治疗团队，要求纯中医治疗。

对于这样一位患者，作为主诊医生的我们是很矛盾的。首先，患者年龄较小，合并有肛瘘，而且肠道内溃疡也比较明显，属于存在高危因素的患者。按照共识意见[1]，对于有 2 个或以上高危因素的患者应该在开始时就给予早期积极治疗[1]，否则会增加肠狭窄的风险，所以，外院医生建议使用生物制剂是非常正确的选择，而放弃理论上正确的治疗方案选择中医治疗，如果不能有效控制病情，就会对患者造成影响；但如果直接使用生物制剂治疗，又辜负了患者及家属对中医的信任，而且也违背了广东省中医院治疗团队研究中医治疗克罗恩病的初衷。在认真分析了患者的病情和反复权衡后，治疗团队给患者介绍了适合他病情的三种治疗方案，供他选择。

（1）激素诱导缓解 + 免疫抑制剂维持方案。

（2）生物制剂诱导缓解 + 生物制剂维持方案。

（3）中医药诱导缓解 + 维持方案。

针对三种方案，医生跟患者及患者家属进行了详细的解释和充分的讨论，虽然这三种方案都能达到快速缓解病情的目的，但方案 1 副作用较大，患者家属直接否定了，方案 2 仍存在一定的副作用，而且家属对费用比较敏感，所以也否定了，最后决定使用方案 3 进行治疗。

但当患者及家属确定使用方案 3 后，医生要求患者必须在治疗 3 个月后复查。为什么一定要在治疗 3 个月后复查呢？这主要是出于对患者负责的态度，因为中医治疗不同于生物制剂治疗，目前还缺乏大样本的循证证据，虽然在前期的研究中，中医治疗方案也获得了很好的临床效果，但小周属于存在高危因素的患者，需要及时掌控疾病的动态变化过程，才能为其制订最佳的治疗方案。

2021 年 7 月小周在治疗半年后复查（没有 3 个月复查是因为小周还在上课，为了不影响学业，只能在假期复查），复查结果显示其炎症指标、营养指标均正常，肠镜溃疡减少，说明中医治疗获得了满意的效果，也初步达到了小周家属提出的"没有副作用又要有效"的要求。

但这仅仅是开始，因为**克罗恩病的治疗分为诱导缓解和维持缓解两个阶段，第一阶段叫诱导缓解，指的是短时间内将严重的病情控制下来；第二阶段是维持缓解，指的是通过长期稳定的治疗方案使病情稳定不反复**。小周治疗的第一阶段已经完成，还需要进行第二阶段的观察，如果第二阶段也能够获得满意的疗效，那么这种中医方案就可以长期使用了，所以，医生跟小周约好 1 年后复查，以判断疗效。

本以为事情至此，只要维持缓解就行了，但 2022 年 5 月，事情又出现了变化，这次小周没有到给出中医治疗方案的广东省中医院复查，而是去了一家西医的三级甲等医院，这家医院的医生建议小周更换现有的中医治疗方案，使用生物制剂治疗。为什么要更换治疗方案呢？原主诊医生对小周这次复查的结果进行了随访，炎症指标、营养指标均正常，CT 水成像提示肠壁增厚较前缓解，肠镜提示回肠末端散在阿弗他溃疡，肛周磁共振成像提示肛周瘘管已基本纤维化，从治疗效果来看，总体与一年前相比，还是有好转的，于是原主诊医生跟小周后来去的三级甲等医院的西医专家进行了沟通，才明白该专家之所以要求更换治疗方案是因为小周想进行肛瘘的手术治疗，患者目前虽然较前有明显好转，但还没有达到黏膜愈合，病情仍处于轻度活动期，这时如果进行肛瘘手术对伤口愈合有影响，因此，专家建议使用更为积极的生物制剂治疗方案，希望为肛瘘手术创造更好的条件，并不是认为现在的治疗方案无效。原主诊医生把现在医生的考虑跟小周家人沟通后，小周家人决定先不处理肛瘘，继续维持目前的中医治疗方案。

通过这个案例可以看出，确定一种治疗方案是一件非常复杂的事情，那么，患者到底应该如何选择治疗方案呢？主要分为以下两步。

1. **拟定首诊方案** 对于克罗恩病患者来说，首诊方案选择中医还是西医都是可以的，但需要注意以下两点。

（1）寻找专业的医生：克罗恩病是一种少见疑难疾病，并非所有的医生都对其有深入的了解，目前在大型三级甲等医院都有炎症性肠病的专病门诊，在没有专病门诊的医院，患者可以查阅医生简介，看看其在擅长治疗的疾病中有没有写克罗恩病，如果有相关的内容，就可以找他制订首诊方案。

（2）进行充分的讨论：患者及家属要明确一个概念，**对于克罗恩病的治疗，没有最好的方案，只有最合适的方案，因为每位患者的具体情况不同，收入水平、病情程度、特殊情况（怀孕）等都会对治疗方案的选择造成影响，一般情况下，医**

生都会推荐疗效最好的方案给患者，但这种疗效最好的方案不一定最适合患者，所以，患者在做出决定前应该多跟主诊医生沟通，明确每种方案的优缺点，根据自己的实际情况和具体要求做出适合自己的选择。

2. 定期复查及评估　因为所有的治疗方案都无法保证100% 有效，因此，定期复查及评估就非常重要。如果在首诊方案中选择了中医治疗，经复查发现病情没有好转或者不能控制病情，就需要调整为西医方案，如果在首诊方案中选择了西医治疗，经复查发现病情没有好转或者不能控制病情，也可以调整为中医治疗。

不管是中医治疗，还是西医治疗，仅在于治疗的手段不同而已，治疗的目的是一样的，都是为了解决问题。所以，在整个治疗过程中，医生还需要根据临床症状、检验结果等，对治疗方案进行调整，这样才能最终找到最适合患者的治疗方案。

益生元？益生菌？专家指迷津

肠道是人体最大的微生态系统，有 500 多种细菌在肠道内定植，数量多达 100 万亿，是人体细胞量的 10 多倍。根据与人类这一宿主的关系，肠道细菌又可以分为有益菌（约30% ）、有害菌（约 10% ）及中性菌（约 60% ）。

1. 益生菌和益生元有什么区别　益生菌是人体内有益菌的总称，当摄入充足数量时，对人体有健康益处[11]。而益生元是一类不能被人体吸收利用、但能被特定微生物（如肠道中的有益菌）选择性利用的食物成分，从而起到给人体带来健康益处的作用，是一种膳食补充剂[12]。

简单来说，益生菌就是有益的微生物，它能够直接发挥改善肠道菌群结构的作用；而益生元本身并没有改善肠道菌群结构的作用，它相当于益生菌的食物，它是通过促进益生菌生长和提高其活性来达到改善肠道菌群结构的目的。

2. **益生菌与益生元在人体健康中发挥什么作用**　正常情况下肠道菌群处于动态平衡状态，以保持肠道功能的正常运行。如果肠道中的有害菌超过有益菌，肠道细菌便会异常发酵，容易出现腹胀、腹泻、便秘等症状，这就是肠道菌群失调。这时候适当补充一些微生态制剂（如益生菌、益生元等）可以促进肠道菌群重回平衡状态，腹胀、腹泻、便秘等情况能得到改善，肠道功能就会恢复正常。

消化道是人体与外界接触的最重要的途径，也是最容易受到细菌、病毒等微生物袭击的场所，这些外界因素有可能会影响肠道菌群。另外，使用抗生素对肠道内的正常菌群也会产生影响，严重时可出现抗生素相关性腹泻，这时补充益生菌可有助于恢复肠道菌群平衡，改善腹泻症状。

3. **克罗恩病患者需要补充益生菌与益生元吗**　**肠道菌群失调与克罗恩病的发生和发展有一定的关系，主要表现为肠道菌群的生物多样性减少，适当补充益生菌可调整肠道微生态及促进食物消化吸收，对克罗恩病患者有一定的辅助治疗作用**。益生菌在抗氧化应激、促进肠道黏膜修复、调节免疫、恢复肠道平衡、改善营养代谢等多方面有一定的作用（图2-4）。克罗恩病患者适当补充益生菌，对于纠正肠道微生态失衡有一定帮助。

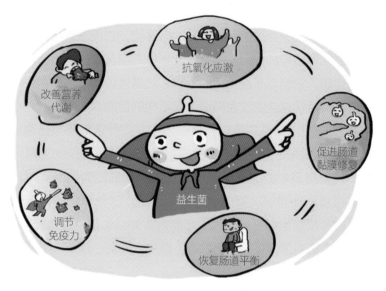

　　益生元是益生菌的粮食，只能被肠道内益生菌分解利用，可以促进益生菌的增殖，理论上讲，补充益生元对克罗恩病患者有益，但目前仍缺乏相关的循证证据。日常食用的蔬菜、水果也含有一定的益生元成分，克罗恩病患者可以根据自身情况适量进食以达到补充益生元的目的，不必过度追求。

　　4. 为什么有些人吃了益生菌会没有效果　益生菌确实可以有效改善肠道的菌群失调情况，但使用益生菌制剂治疗肠道菌群失调目前还存在一些问题。

　　（1）益生菌分为乳酸杆菌类、双歧杆菌类、其他革兰氏阳性菌及酵母菌四类，每一类下面又分为很多的菌种。虽然医生知道患者的不适感是由于肠道菌群紊乱引起的，但目前的检查手段无法明确人体内缺少的是哪种益生菌，所以就会出现患者吃了某种益生菌无效，换了另外一种益生菌有效的情况。所以，补充益生菌无效并不是益生菌的问题，而是补充的种类与体内缺少的种类不匹配造成的。为了解决这一问题，益生菌类产品大多数会选择多种类益生菌联合的方式制备（如三联益生菌、四联益生菌等），以便增加其覆盖率，尽可能地解决种类不匹配的问题，但目前还无法做到覆盖全部的益生菌。所以，如果明确是肠道菌群紊乱的情况，使用一种益生菌无效时，可以尝试更换其他不同菌属的益生菌（产品中具体含什么菌属，在说明书中都有提示），可能会有效。

（2）益生菌只有活菌才能发挥作用，所以服用方式及方法对疗效有很大的影响，具体内容在下面会详述。

（3）益生菌是一种生物，有一定的存活时间，所以，不可能长期存在于人体中，因此，会出现服用时疗效很好，停止服用后，随着时间的推移，症状反复的情况。

益生菌与益生元，怎么服用才合适

补充微生态制剂是一种治疗方案，但具体什么时候补充？如何补充？补充什么样的微生态制剂？这些具体的问题大部分患者都不是很明确，所以在选择时会出现很多困惑，针对这些问题，下文将进行解答。

1. **应该怎么补充益生菌** 补充益生菌是有一定讲究的，并不是吃进去就能有效补充，益生菌只有活着到达人体肠道，才能真正发挥作用。常见的益生菌制剂有片剂、滴剂、胶囊、粉剂4种剂型，不同剂型储存方式不同，使用时一定要仔细阅读说明书，在推荐的保存条件下储存，以保证其活性（比如很多的益生菌制剂都需要低温保存，如果放置在室温下，时间长了就会失效）。此外，益生菌制剂也是有一定服用要求的。

（1）建议饭后用温开水或温牛奶冲服益生菌制剂，避免水温过高，因为水温过高会杀灭益生菌。

（2）活菌制剂与抗酸药、抗菌药、药用活性炭等一起服用可能会减弱疗效，应避免同时服用，如果确实需要使用这些药物，与益生菌的服用时间应间隔2小时左右。

2. **应该怎么补充益生元** 益生元是一大类营养素的统称，其种类很多，包括膳食纤维、功能性低聚糖等。日常食用的食物，如蔬菜、水果中就含有丰富的膳食纤维，最简单的方法是根据自己的情况通过调整饮食结构的方法补充益生元。生活中常见的豆类含有丰富的低聚半乳糖，坚果类食物（如核桃、亚麻籽、碧根果等）含有 ω-3脂肪酸，谷物类多含 β-葡聚糖、抗性淀粉等。饮食上可搭配含有不同种类益生元的食物食用（图2-5），这样才能构建具有多种有益微生物的稳定、多样化的肠道菌群。益生元一般在新鲜的食材中含量最高，建议不要用太复杂、太高温的烹饪方式，以免造成益生元损耗。

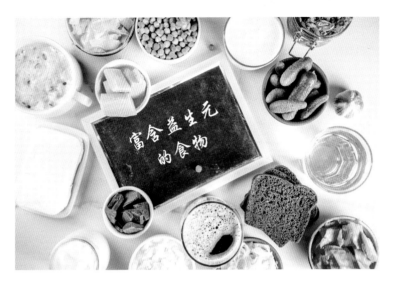

图 2-5　富含益生元的食物

中医治疗篇

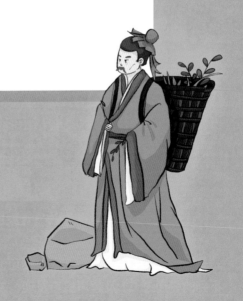

不用吃药也能治疗绿色癌症？
通过真实案例来揭秘

克罗恩病有绿色癌症之称，可能很多人会觉得奇怪，炎症性疾病吃点抗炎药就好了，为什么会和癌症挂钩，有这么可怕吗？

病情稳定的克罗恩病患者当然感觉没有那么可怕，但如果疾病进展且治疗不及时的克罗恩病患者可能会出现肠间瘘、肠皮瘘等各种并发症，病情反复难以治愈，严重影响生活质量，因此被称为绿色癌症。图 3-1 就是克罗恩病患者身上的引流管，肚子和大腿上一个个洞就是因为克罗恩病没有得到有效控制，出现了肠瘘和下肢脓肿，需要进行引流造成的，图片中的橡皮筋是起到引流脓液作用的。

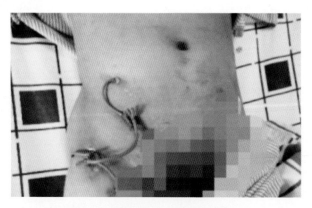

图 3-1　克罗恩病患者身上的引流管

这还仅仅是大家能看到的，更可怕的是还有很多情况是看不到的，通过 CT 及超声检查发现，该患者的小肠、结肠存在狭窄和肠壁增厚，右下腹肠瘘、右大腿肌层脓肿及皮下水肿形成，累及右侧腰部及大腿部肌肉（多发脓肿形成并积气）。

此外，这个患者的整体状态也不理想，身高 170cm，体重仅 47kg；血红蛋白 88g/L，比正常人低了 1/3，白蛋白偏低，38.1g/L；而炎症指标远远高于正常，超敏 C 反应蛋白为 109.4mg/L，超过正常值近 20 倍，红细胞沉降率 63mm/h，超过正常值的 3 倍，粪便钙卫蛋白更高达 3 322.17μg/g。

一句话概括，即患者入院时的身体情况从里到外都是一团糟！怎么办？

对于这种病情危重复杂的患者，最有效的方法是使用生物制剂，但患者尚未排除结核，而且在入院前长时间服用抗结核药，如果在未排除结核的情况下贸然使用生物制剂，容易引起结核扩散，严重时会危及生命。

激素诱导缓解＋免疫抑制剂也是可以选择的方案，但患者腹部和右侧腹股沟区有大量脓性包块，引流液中可以检出粪肠球菌、嗜热链球菌等细菌，虽然已进行引流，但仍有少量脓液残留，若使用激素有可能使感染无法控制。

那能否先做手术，把腹腔和大腿的脓液清干净，再使用激素呢？外科医生的意见是患者的基础条件太差，无法耐受手术损伤。

该患者存在多种治疗方案均有不确定性，患者找到了广东省中医院治疗团队，要求中医治疗。

中医治疗，优势是不会导致结核扩散，也不会导致感染无法控制，但患者的基础条件太差，又合并肠瘘，单纯使用中医治疗是否能够达到快速诱导缓解的目的，是否能够逆转患者的病情发展趋势，这是一个非常重要的问题。患者病情危重复杂，一定要找到快速有效的方案才行。经过讨论，治疗团队决定选择一种特殊的治疗方案：不用吃药的克罗恩病治疗方案！

1. **不用吃药也能治病吗**　这种神奇的治疗方案全称是肠内营养治疗，这个方案又可以细分为两大类：全肠内营养与部分肠内营养。全肠内营养治疗通俗来讲就是患者除了进食特殊的营养液，其他食物都不吃，包括不能喝汤、不能吃水果等。此时营养液的角色不仅仅是维持营养来源，而且对于克罗恩病而言，具有不亚于糖皮质激素的治疗效果。进行部分肠内营养治疗的患者既需要进食一定量的营养液，也需要保证一定量的日常饮食。如果使用全肠内营养支持治疗，在整个诱导缓解阶段，患者是无需服用药物来进行治疗的。

现代研究发现，肠内营养对于克罗恩病患者而言，不仅能够纠正营养不良和降低营养风险，而且可以诱导和维持缓解[13]；所以医生跟患者认真沟通后，患者决定尝试这种不用吃药的治疗方案。

2. **为什么不首先选择中医治疗而要选择肠内营养治疗呢**　首先，肠内营养治疗与中医治疗方案一样，没有副作用，也不会导致结核扩散和感染加重；但比单纯使用中医治疗更有优势在于，它能够快速改善患者的营养状态，而这一点目前中医药暂时还无法做到，改善营养状态后使用中医药方案是可以的。而本患者病情紧急、危重，无法等待太长时间，快速起效的治疗方案能够让患者更多获益。其次，肠内营养治疗方案已经成为规范的治疗方案，疗效相对明确且稳定，又有高级别的循证证据证明有效，使用本方案对患者的疗效更有保障。

3. **治疗效果如何**　经过了 3 个月的肠内营养治疗，患者按时回院复查，检查结果显示本方案获得了可喜的效果。首先，患者的营养状态有明显改善，体重增长了 8kg，血红蛋白上升到 126g/L，已经完全恢复正常；其次，检查显示其炎症指标也明显好转，超敏 C 反应蛋白下降至 4.7mg/L，红细胞沉降率下降至 19mm/h，粪便钙卫蛋白下降至 54.38μg/g，所有指标都恢复到正常水平，更为可喜的是，检查提示原来累及右侧腰部及大腿的脓肿及皮下水肿范围较前明显缩小。

按照诊疗常规，一般经过 3 个月治疗诱导缓解成功的，就需要进行手术治疗或者转换为生物制剂、免疫抑制剂等治疗，但患者前期曾使用过免疫抑制剂，效果并不好，生物制剂又太贵，而且患者可以耐受营养治疗，所以，医生决定继续延长营养治疗时间，直至肠瘘及脓肿完全愈合。

一年后患者再次回院复查，肠镜检查显示患者的肠内溃疡消失，CT 检查显示脓肿完全消失。终于，这种不用吃药的方法达到了治疗团队预设的目标，患者的疑难问题得以解决。

4. 全肠内营养治疗面临的问题　全肠内营养治疗的疗效是确定的，但在临床上，使用这种治疗方案的患者并不太多，说明它并不完美，这一点在中国表现得尤为突出。一方面，中国人对饮食的关注度很高，全肠内营养治疗要求除了营养粉外不能进食任何食物，短时间（3 个月）还可以坚持，但长时间维持这种进食方式，无法满足患者的口腹之欲，会影响患者的生活质量；另一方面，因为患者只能吃营养粉，所以，无法参加与餐饮相关的聚会，其社会关系也会受到影响，这也是本方案不能长时间实施的主要原因之一。

另辟蹊径！运用中医药解决世界难题

全肠内营养方案虽然有很好的疗效，但在国内运用得并不广泛，中国人对于饮食的追求是影响其广泛实施的主要原因，那么，是否存在一种方案，既具有跟全肠内营养治疗类似的疗效，又可以让患者进食部分食物呢？广东省中医院以中医补土理论为基础，结合克罗恩病的发病特点和营养治疗优势，制订了中医药联合部分肠内营养治疗的方案，很好地解决了这个问题。下面用一个真实的案例来说明这个方案的具体情况。

患者是一名 28 岁的年轻男子。这位患者早在 18 岁前就被确诊为回结肠型克罗恩病，而且还合并肛瘘。如果以首发症状（腹痛、肛瘘）的出现时间作为疾病的起始点，可以追溯到 2009 年。从 2009 年到 2021 年，在这 13 个年头里，他经历了糖皮质激素 + 免疫抑制剂、中药 + 免疫抑制剂等方案，肛瘘方面也经历了挂线引流、拆线加重、挂线生存的治疗过程。前期治疗效果尚可，病情一直处于维持缓解状态，这个长期维持缓解状态让他平稳度过了高考、大学学业、理想就业的人生重要阶段。

但天有不测风云，2021 年初患者的病情出现反复，一开始是出现了腹痛症状，到了 2021 年 6 月腹痛逐渐加重，并且大便次数增多，广东省中医院慢性疾病门诊评估后，考虑疾病存在复发可能，因此让他入院完善检查，评估病情。

这次入院复查，证实了医生的判断，他的疾病确实是复发了，小肠 CT 水成像检查显示右半结肠壁稍厚，CT 增强扫描可见不均匀强化。肠镜下可见回肠末端的黏膜充血、肿胀、糜烂，见散在线性溃疡、覆盖浊苔、回盲瓣黏膜充血，回盲部、升结肠、横结肠见多发散在的 4~10mm 条状息肉样隆起，隆起处充血明显，局部黏膜下血管纹理模糊，见散在充血糜烂灶。胶囊内镜可见小肠多发阿弗他溃疡灶及充血糜烂灶。粪便钙卫蛋白 1 093.43μg/g，C 反应蛋白 7.10mg/L，红细胞沉降率 32mm/h。白蛋白与血红蛋白尚正常。

这位年轻人又一次站在了方案选择的十字路口上。对于后续治疗，他提出了自己的想法："医生，我正在谈恋爱，已经到了谈婚论嫁的阶段了，也有要孩子的计划，有没有一种治疗方案，在不用西药的情况下，可以让我肠道的溃疡愈合呢？就算起效慢一点，我也可以尝试。"

看着眼前这位年轻人坚定而带有期盼的眼神，作为炎症性肠病专科医生，很能明白他说这番话背后的深意，这不仅仅是疗效的问题，还涵括了他的人生规划以及对于美好而稳定生活的向往。

为此，广东省中医院治疗团队需要另辟蹊径来解决这位年轻人的需求。

我们从 2014 年开始使用口服全肠内营养对成人克罗恩病进行诱导缓解，并使用中药辅助方式确保口服方式的全肠内方案得以顺利执行，但是因为在口服全肠内营养治疗执行的过程中，患者不能进食除营养液之外的食物，因此常常只能作为诱导缓解方案，无法作为维持缓解方案，并且部分患者因为无法接受这种生活方式，在执行过程中，又出现了转变治疗方案的情况。

针对这种情况，治疗团队思考是否存在一种患者可以吃一些东西，但也能达到与全肠内营养治疗一样效果的方案呢？这就要从全肠内营养治疗起效的机制去考虑了，在全肠内营养治疗方案中，没有任何的药物干预，为什么会取得疗效呢？主要原因有两个：一是减少食物中的异性抗原等物质对肠道的刺激；二是增加机体营养促进损伤部位愈合。从中医角度来认识的话，异性抗原属于中医浊毒范畴，促进损伤部位愈合方面与脾主运化、化生气血的关系最为密切。因此，治疗团队以中医补土理论体系为基础，结合克罗恩病上述发病机制，制订了固脾生肌化浊解毒汤联合中医食谱的治疗方案。

对这位年轻人综合评估以后，治疗团队认为此方案对他而言，也是一个可以选择的方向，当然也同时把我国诊断与治疗共识意见[1]中的其他治疗方案告诉他，每个方案都有利有弊，目前状态下，最终选择权还是在这位年轻人手上。

患者最终选择了固脾生肌化浊解毒汤联合中医食谱治疗方案。为了加快其溃疡的修复速度，我们在使用这个特殊方案的同时给予其口服部分肠内营养液，营养液的总量按年轻人总热量［一般成年人 IBD 患者给予 30~35kcal/（kg·d）的热量，其中活动期 IBD 患者蛋白质摄入量为 1.2~15g/（kg·d）］的50% 给予，分三次口服，口服前行 10 分钟的阳掌桩法训练，以提高营养液的吸收及转化率。并嘱咐于方案执行 3 个月后回院复查，评估方案疗效。

2021 年 12 月因为疫情原因，患者未住院，但是已无腹痛症状，折中考虑，治疗团队完善了粪便钙卫蛋白检测，检查结果为 15.83μg/g。考虑前期方案有效，继续维持，并嘱咐2022 年 4 月必须回院复查。

2022 年 4 月，患者回院复查，小肠 CT 造影（CTE）提示右半结肠壁稍厚，CT 增强扫描可见不均匀强化，肠镜回盲部、升结肠、横结肠散在多发柱状、条状息肉样隆起，隆起处充血明显，未见明显糜烂、溃疡；回肠末端及回盲部、余所见大肠黏膜未见溃疡、肿物等。胶囊内镜：所见小肠黏膜未见明显异常。红细胞沉降率 31mm/h，C 反应蛋白 2.80mg/L。白蛋白与血红蛋白均正常。

全肠内营养治疗是目前国际公认的能够有效治疗克罗恩病的方案，但它存在依从性差、影响生活质量等问题，所以，能够长期坚持的患者并不多。大多数用于诱导缓解阶段或者方案的衔接阶段，并不能用于维持治疗，而固脾生肌化浊解毒汤联合中医食谱治疗方案从机制和临床案例来看，已经达到了与全肠内营养治疗相近的疗效。

固脾生肌化浊解毒汤联合中医食谱治疗方案是基于纯中医治疗的方案，这一方案的创立和实施，使我们能够使用纯中医方案解决克罗恩病的全过程、全状态，也为克罗恩病患者的维持治疗带来了新的方向。

选择治疗方案费思量？脾胃功能是关键

全肠内营养治疗（exclusive enteral nutrition，EEN）和固脾生肌化浊解毒汤联合中医食谱都可以治疗克罗恩病。但这两种方法各有利弊，全肠内营养疗效稳定，但服用过程不舒服；固脾生肌化浊解毒汤联合中医食谱治疗，患者可以吃东西，更为舒服一些，但需要中药介入才能保持稳定的疗效。这两种方法患者该如何选择呢？下面通过一个案例来说明。

　　患者小黄是一位正在读初三的少年，3个月前开始出现肛旁肿痛，伴淡黄色渗液，就诊时进行肛周彩色多普勒超声检查，提示：符合肛周脓肿声像，肠镜提示回肠末端、大肠多发溃疡，因为个人及家庭原因，当时未能进行规范诊治。入夏以后，肛周渗液及肿痛进一步加重，为了缓解疼痛，睡觉时只能侧卧，同时伴有体重减轻及食欲减退等，严重影响了中考复习。为了明确诊断，2020年8月入住广东省中医院芳村医院脾胃病科进行系统诊治，他入院时体重只有46kg，对于一个身高170cm的年轻人而言，用皮包骨来形容也不为过。

　　入院后进行盆腔磁共振增强扫描，结果显示：复杂型肛瘘（经括约肌型、括约肌间型），且肛管右前缘旁肛周脓肿形成。小肠CT水成像显示回肠多处及回盲部肠壁环形增厚，肠腔狭窄，呈跳跃性，最厚处约1.1cm，增强后较明显并较均匀，肠系膜见多发增大淋巴结，较大者短径约0.7cm。

　　最后确诊为：克罗恩病（回结肠型，狭窄非穿透，肛周脓肿＋肛瘘，中度活动期），根据我国诊断及治疗的共识意见[1]的要求，需要联合肛肠科进行肛周脓肿及肛瘘处理，术后常规使用生物制剂进行治疗。但医生跟小黄同学及家长沟通后，他们不同意这种方案，因为这样处理的话，小黄的中考就会受到影响，甚至有可能要休学一年。

　　年轻、初发、合并肛周病变，这是克罗恩病的高危因素，必须尽快有效控制疾病，否则对于一位初中生来说，会严重影响他今后的生活质量。当家属否定了生物制剂治疗方案后，能够给小黄选择的方案就不多了，激素＋免疫抑制剂的治疗方案对于合并肛瘘感染的患者并不适合，而且副作用大，家属也不愿意尝试。这时候，能够帮助小黄的只有营养治疗了。

但是，又出现了一个实际的问题——选择哪种营养治疗方案呢？是选择全肠内营养治疗，还是选择固脾生肌化浊解毒汤联合中医食谱呢？小黄和家属希望使用后一种方案，对于一位初中生来说，饮食的诱惑还是比较大的，如果疗效类似，能吃点东西总比单纯吃营养粉舒服。但医生考虑再三，否定了这个方案，而是说服小黄接受了口服全肠内营养治疗作为诱导缓解方案，同时配合使用广东省中医院院内制剂痔外痔洗剂进行坐浴以治疗肛周病变。

做出这样的选择，主要基于以下三方面的考虑。

1. 需要在保证疗效的前提下，确保小黄同学的生长发育不受影响以及中考复习不掉队。

2. 要保证安全，小黄同学存在炎症性肠狭窄的情况，如果直接使用固脾生肌化浊解毒汤联合中医食谱方案，在普通饮食中膳食纤维的选择方面存在困难。

3. 最关键的一点，通过医生对小黄的体质进行评估发现，他有身体消瘦、少食则腹泻、舌淡而有齿印、脉弱等特点，提示他脾胃运化功能非常不足，尤其存在脾阴亏虚，这时候的脾胃难以有效率地运化水谷、化生气血，难以有效地通过运化作用把食物中的浊气祛除，不能很好地发挥部分肠内营养的作用（图 3-2）。

基于以上考虑，治疗团队选择了整蛋白配方作为全肠内营养的配方进行治疗，该配方的优势在于可以在不需要动用过多脾胃的运化功能的情况下，疾病治疗与青少年生长发育所需要的营养液总能量值可以被有效吸收利用。同时配方中不含有膳食纤维，避免了狭窄相关性肠梗阻等意外事件的发生。

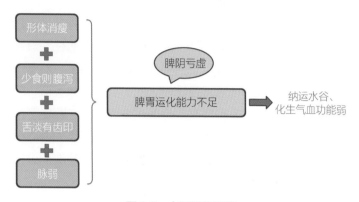

形体消瘦 + 少食则腹泻 + 舌淡有齿印 + 脉弱

脾阴亏虚

脾胃运化能力不足 → 纳运水谷、化生气血功能弱

图 3-2　中医辨证思路

　　在方案执行的过程中，治疗团队专人微信跟进小黄同学的病情与具体的执行情况，多维度为小黄同学的中考保驾护航。皇天不负有心人，小黄同学执行本方案后，肛周情况逐步好转，夜间可以平卧入睡，体重逐步上升，食欲明显改善，对于正处于中考复习阶段的初三学生而言，睡得好、吃得好比什么都重要。

　　2021 年 1 月终于放寒假了，小黄同学入院进行病情评估，相关检查结果较前好转，尤其是小肠 CT 水成像显示原肛周脓肿较前明显吸收。本次住院还完善了小肠镜检查，（经口）显示所见空肠糜烂，（经肛）显示所见回肠部分黏膜肿胀、粗糙、糜烂，回肠黏膜桥，横结肠以下可见散在阿弗他溃疡表现，余黏膜未见异常。抽血结果提示，炎症指标明显下降。小黄体重增加至 54kg，比第一次住院增加了 8kg，营养状态较前也明显改善。

　　经评估，前期治疗已达到预期目标，为了配合小黄同学的生长发育需求、心理状态调整以及中考需求，调整方案为中医特色方案（固脾生肌化浊解毒汤联合中医食谱），进一步促进瘘管愈合，诱导病情进入深度缓解阶段。

2021年6月小黄同学顺利完成中考，并于7月入院再次评估病情，复查盆腔磁共振增强扫描，检查提示复杂型肛瘘已经愈合，肛管右前缘旁肛周脓肿已经吸收，少许纤维灶形成。小肠CT水成像提示肠狭窄改善。肠镜显示直肠段黏膜稍有糜烂，其余肠段未见异常。

小黄同学历次住院炎症、营养指标结果如表3-1。

表3-1　小黄历次住院各项指标检查结果对比

各指标	2020年8月（第一次住院）	2021年1月（第二次住院）	2021年7月（第三次住院）
体重（kg）	46	54（较前增长8kg）	54
BMI（kg/m^2）	15.9	18.69	18.69
血红蛋白（g/L）	138	145	139
白蛋白（g/L）	44.5	51.2	47.8
血沉（mm/h）	37	15	8
C反应蛋白（mg/L）	22.4	2.28	0.70

同时喜讯传来，小黄同学经过自己的努力，最终被心仪的学校录取，真的是双喜临门！

通过了解小黄同学的诊疗经过，克罗恩病患者应该能够体会到，为了在全肠内营养治疗与中医特色方案之间做出选择，医生不仅需要评估与专病相关的病情，还需要评估患者的脾胃运化能力，既要满足治病的需求，也要满足治人的需求，当两方面的需求均被满足，即符合了中医养生中的"各从其欲，皆得所愿"。这种模式的中医治病观，既是治病，也是治人，同样也是养生。

既要治病，也要治人——中医特色方案解决全肠内营养治疗无法解决的问题

对于脾胃运化功能不佳的患者，尤其是脾阴亏虚的患者，全肠内营养治疗比中医特色方案更具有优势，但并不是说中医特色方案在治疗克罗恩病方面就一定比全肠内营养治疗要差，有时候使用全肠内营养治疗进行诱导缓解效果不佳时，转为使用中医特色方案后反而有效。下面我们就来分享一个案例，进一步深入解答如何在全肠内营养治疗与中医特色方案间做选择的相关问题。

这位患者是刚上大学的女孩，2020 年 10 月，女孩在大学军训期间开始出现阵发性腹痛，伴每日 2~3 次稀烂便，一开始她以为自己只是水土不服，注意一下休息和饮食就好了，所以就没有去医院就诊。但腹痛、腹泻逐渐加重，腹泻严重时一天要上 8~10 次厕所，甚至因腹痛、腹泻的发作导致夜间无法正常入睡，严重影响日常生活。甚至后面还出现了反复口腔溃疡、低热、心慌，吃点东西胃里就撑得难受，呕吐后胃里才觉得舒服点，但是很快又感觉饿。

于是在 2021 年 1 月去医院做了肠镜检查，肠镜检查结果提示回盲瓣结构变形、肿胀、僵硬，见多发不规则溃疡，覆盖

浊苔，全结肠可见多发深凹陷、环形、虫蚀样及不规则溃疡，部分溃疡覆盖浊苔，周围黏膜充血肿胀，触之易出血。病情发展到这个阶段，肠镜检查的表现如此严重，而且在短短两个月内，女孩体重减轻了约 10kg，她不得不住院进行系统治疗。

入院后完善相关检查，患者的炎症、营养指标结果均不乐观，此外还存在肠道菌群紊乱的情况，小肠 CT 水成像结果显示多处肠壁增厚，伴肠系膜多发淋巴结增大，符合克罗恩病的诊断标准。

在进一步排除了结核分枝杆菌、CMV 病毒（巨细胞病毒）、艰难梭状芽孢杆菌等机会性感染，以及在排除自身免疫相关性疾病后，医生考虑诊断克罗恩病的可能性大，不排除因肠道菌群紊乱导致的感染。

住院期间，医生先针对肠道感染，给予抗生素联合中药汤剂进行治疗，同时进行克罗恩病相关知识的宣教与交流，其间了解到这位女孩在高三复习阶段，自觉压力非常大，长期作息不规律，经常熬夜，食无定时，经常通过进食方便食物的方式节省时间进行复习。患病以后，学业进度受影响，无法进行正常的社交活动，与所憧憬的大学生活截然相反。因此，她希望在治疗过程中，能够避免经常来医院，可以进行正常的社交活动、恢复以前的身体状态等。

为了满足患者的治疗需求，通过与患者充分沟通，在生物制剂治疗与肠内营养治疗之间，医生选择了口服全肠内营养治疗，同时给予口服抗生素联合治疗。

女孩因上学的缘故，没有办法 3 个月后复查，于是在坚持执行 6 个月口服全肠内营养治疗后于 2021 年暑假期间返院复查。此时患者已经没有呕吐、低热等症状；腹痛也有所缓解，但是腹痛未消失；食欲仍不是特别好，进食后仍有腹胀表现；大便每日 3~4 次，呈褐黑色糊状；体重未见明显改善；舌红、苔黄腻，脉象不仅细脉没有改变，而且由细促脉转为细数脉。

复查炎症及营养指标均较前明显改善，小肠 CTE 提示既往肠壁增厚肠段较前稍有改善，肠镜提示部分肠段可见增生性息肉以及节段性瘢痕改变，部分肠段仍有小溃疡。

从现代医学疗效评价的角度来看，炎症指标、营养指标正常，肠镜下存在黏膜愈合表现，证明目前方案是有效的；而从中医的角度来看，结合舌脉，患者并没有明显获益，其气血并未恢复，体内浊气有加重的趋势，如果不及时调整治疗方案，病情反复在所难免！

正当医生讨论如何对治疗方案进行调整时，患者提出想开放饮食的想法，综合考虑之下，治疗方案调整为中医特色方案（固脾生肌化浊解毒汤联合中医食谱）。

女孩调整为中医特色治疗方案以后，肠道症状明显改善，使用本方案一周以后，腹痛消失；大便次数减少为 1 次 /d，成型软便；食欲明显改善，一年后体重增长至 62kg（较前增长 16kg）；关键是黄腻苔逐步转为薄白苔，舌质转为淡红，一直维持这个方案至 2022 年 1 月，再次复查时各项关键性的炎症指标以及营养指标均正常，小肠 CT 水成像提示原肠壁增厚部位均较前改善。肠镜未见明显溃疡。女孩历次住院指标检查结果变化情况如表 3-2。

女孩继续维持中医特色方案进行治疗，并且开始进行阳掌桩法的锻炼，促进肌肉的生成，避免脂肪增多，满足患者对于体型与理想体重的需求。

表 3-2　女孩历次住院各项指标检查结果对比

各指标	2021 年 1 月 （第一次住院）	2021 年 7 月 （第二次住院）	2022 年 1 月 （第三次住院）
体重（kg）	44	46	62（较前增长 16kg）
BMI（kg/m^2）	16.56	17.30	23.70
血红蛋白（g/L）	95	126	131
白蛋白（g/L）	23.8	48.7	44
血沉（mm/h）	106	38	16
C 反应蛋白 （mg/L）	100.20	3.00	1.00

　　为什么同样是克罗恩病，有时全肠内营养效果好，有时中医治疗方案效果更好？这与患者的体质特点有关，如果患者脾胃功能不佳，尤其是脾阴虚类型的时候，选择全肠内营养治疗更为合适；如果患者为湿浊体质，选择中医特色方案的治疗效果会更好。同样的疾病，不同的体质特点，所选择的方案就会有所不同，中医不仅治病，还要治患病的人。

如何选择营养液？中医理论解谜团

　　在治疗疾病方面，患者最关注的是临床疗效，当治疗没有达到预期的临床效果时，患者多数会提出更换治疗方案的要求，但对于全肠内营养治疗来说，有时疗效不好，不一定是治疗方案的问题，还可能跟营养液种类的选择有关。下面就通过一个案例来说明这个问题。

患者是一位 24 岁的男性，目前正在上大学，早在 2009 年，年仅 11 岁的他因低热、腹痛、腹泻、肛周脓肿等不适，被确诊为回结肠型克罗恩病合并肛瘘、肛周脓肿。在十几年的治疗过程中，他先后使用过氨基水杨酸制剂、免疫抑制剂（包括沙利度胺、甲氨蝶呤）、糖皮质激素及肠内外营养治疗，均无法有效控制病情，导致病情反复，肛瘘一直无法愈合。其间也曾接受过中医治疗，但也无法达到黏膜愈合的疗效。

入院后团队医生马上完善患者的检查：营养指标提示患者存在中度贫血及蛋白质缺乏型营养不良，而且近 2 个月体重减轻约 8kg。炎症指标提示患者目前处于高炎症负荷状态，小肠 CT 水成像、盆腔磁共振成像及内镜检查提示患者的病情处于中 - 重度活动期，并且合并了肛瘘、肛周脓肿形成（磁共振成像提示膀胱后方、直肠至肛管右侧多个不规则形的液性腔及少量气体影）。

认真回顾患者的整个治疗过程，医生发现常用的治疗方案（氨基水杨酸制剂、免疫抑制剂、糖皮质激素）等都无法使患者获益，剩下的只有生物制剂和营养治疗两条路可走。使用生物制剂治疗，疗效方面会更加有保证一点，但患者肛周多发脓肿，存在加重感染的风险。使用营养治疗肯定更为安全，但患者提出，他之前尝试过营养治疗，并没有太大的效果，现在又走回老路，会不会也徒劳无功呢？

要回答这个问题，首先需要了解一下营养液的分类及特点，营养液一般分为：整蛋白型、短肽型和氨基酸型三大类。氨基酸型肠内营养制剂在理论上和临床实践中都较整蛋白型和短肽型肠内营养制剂更适合于因肠道病变严重而有严重消化吸收不良以及有狭窄性和穿透性病变的炎症性肠病患者。对于肠道病变并不严重的炎症性肠病患者，从卫生经济学角度考虑，可以选择性价比更高的整蛋白型或者短肽型肠内营养制剂进行肠内营养治疗[9]。简单来说，氨基酸型肠内营养制剂效果最好，但价格最贵，而整蛋白型肠内营养制剂最便宜，短肽型肠内营养制剂则居中。由于氨基酸型营养液及短肽型营养液价格相对较贵，所以，目前在临床上使用最多的还是整蛋白型营养液，本患者之前进行营养治疗时也是使用的整蛋白型营养液。那么，患者当时疗效不佳是否与选择的营养液种类有关呢？如果现在重新使用营养治疗，应该选择何种类型的营养液更为合适呢？虽然相关的指南[9]给出了建议，但操作起来还是有一定难度的。广东省中医院治疗团队发现，运用中医理论去认识和运用营养液，针对性更强，更能解决临床问题。

中医理论是如何认识营养液的呢？

营养液的特点是呈糊状、比水密度高、不易流动、富有营养。从取类比象的角度看，与中医对于湿的认识最为贴切。《黄帝内经》有言："中央生湿，湿生土，土生甘，甘生脾，脾生肉。"所以，湿并不都是坏东西。在一定的条件下，湿越多，增长肌肉的能力就越强，很多健身的人要补充蛋白粉就是这个道理。但湿如果不能被脾胃转化，就会聚而成为湿邪。湿邪属于中医邪气的概念。它会损害脾胃的运化功能，从而产生腹泻、困重等不适感。**湿只是人体的一个客观状态，当脾胃运化功能良好的时候，湿为脾胃所运化，就会成为生成肌肉的基础；当脾胃运化功能不好时，湿又会因为停聚而变为损害人体的邪气**。因此，营养液能否发挥其治疗作用与人体脾胃的运化功能关系密切。

从质地来看，整蛋白型营养液黏稠度最高，所以湿性最强，对于脾胃运化功能的要求就较高；氨基酸型营养液黏稠度最低，所以湿性最弱，对于脾胃运化功能的要求就较低；短肽型则居中（图 3-3）。这也就解释了为什么指南中认为氨基酸型肠内营养制剂更适合于因肠道病变严重而消化吸收严重不良的患者。

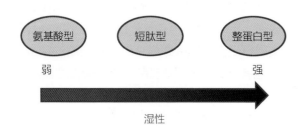

图 3-3　肠内营养制剂类型与湿的相关性

那么这位患者的脾胃运化功能如何呢？

这位患者在入院时表现为消瘦、贫血、蛋白质缺乏型营养不良、舌淡有齿印，以上表现是脾胃运化功能不好的体现。这也是他之前使用整蛋白型营养液进行营养治疗未能起效的主要原因之一。

下一步的治疗方案如何确定呢？

根据患者目前的脾胃功能状况，使用氨基酸型营养液是最佳选择，但此类营养液价格过于昂贵，患者无法负担。经与营养师讨论分析后，医生将患者原有的整蛋白型营养液方案调整为氨基酸型联合整蛋白型的五段式口服法，与单纯使用氨基酸型营养液相比，总体费用可降低 50%，但对于脾胃运化功能的依赖性远远低于整蛋白型营养液。但由于此方案中患者仍须服用一定量的整蛋白型营养液，对脾胃的运化功能还是有要求的，所以医生在整体治疗方案中配合了中药调整脾胃运化功能。

执行此方案治疗 2 个月后，患者的营养状态有所改善。由于其体质恢复，医生对其进行了肛周脓肿切开引流术，术后继续维持上述全肠内营养治疗。

2021 年 8 月患者再次住院评估，精神状态良好，步行入院。大便 1~2 次 /d，成形，无黏液血便，无肛周渗液及肛门疼痛；无腹痛，纳眠可；舌淡红，苔薄白，脉细。复查营养指标提示，贫血以及蛋白质缺乏型营养不良已纠正，炎症指标提示炎症负荷已经降低。数据对比如表 3-3。

表 3-3　住院时各项指标检查结果对比

各指标	2020 年 8 月	2021 年 8 月
体重（kg）	42	54.5（较前增长 12.5kg）
BMI（kg/m²）	14.03	18.20
血红蛋白（g/L）	84	149
白蛋白（g/L）	27.3	44.2
血沉（mm/h）	102	16
C 反应蛋白（mg/L）	超敏 C 反应蛋白 89.60	C 反应蛋白 <0.10mg/L

肠镜提示，回肠末端黏膜未见异常，大肠可见数处瘢痕形成，其余肠黏膜未见明显异常，血管纹理清晰。小肠 CT 水成像提示，符合克罗恩病诊断标准，原第 3~6 组部分小肠、回肠末端、回盲部、降结肠及乙状结肠、直肠肠壁增厚较前改善，肠系膜淋巴结较前减少；原膀胱后方、直肠至肛管右侧多发脓肿较前明显吸收，膀胱后方、直肠至肛管右侧、骶前软组织影增厚。盆腔磁共振成像提示，符合克罗恩病肛周病变表现，肠壁增厚较前改善；肛管下段左侧壁层次欠清伴瘢痕形成，考虑术后改变；盆腔少量积液较前吸收；膀胱后方、直肠至肛管右侧不规则形的液性腔及少量气体较前基本吸收；单纯

性肛瘘，内口位于截石位约 3 点位，距肛缘约 3cm，与前相仿。

肠内营养治疗是一种比较特殊的治疗方案，不同营养液的选择对疾病的治疗效果有很大的影响，使用中医理论对营养液的特点进行分析，结合患者的体质特点，能够更加精准地选择营养液的类型，对提高临床疗效有积极的作用。

如何选择营养液摄入方式——口服还是鼻饲

肠内营养的摄入方式包括口服和管饲。管饲分为鼻胃管饲、鼻肠管饲、内镜下胃或空肠造口管饲以及手术胃或空肠造口管饲等。持续泵注管饲能够提高胃肠道耐受性，改善吸收，增加输注量，减少肠内营养的胃肠道并发症（腹泻、恶心、呕吐、腹胀等），所以，管饲是常用的营养治疗方法。

但管饲也有其局限性，一方面，这种方式不符合中国人正常的进食习惯，缺少进食的愉悦感；另一方面，这种特殊的进食方式也会使患者遭受其他人的非议，加重其心理负担，增加其融入社会的难度。因此《中国炎症性肠病饮食管理专家意见》[9]中也指出："在实施肠内营养治疗时，宜优先考虑通过口服肠内营养制剂进行肠内营养治疗。"所以医生多数会选择口服的方式进行营养治疗，并也获得了较好的疗效。

从理论上来说，两种摄入方法各有利弊，在临床中，患者到底应该如何做出选择呢？下面通过一个案例进行说明。

患者 20 余年前开始反复出现黏液血便，并伴有腹部不适感，起初以为是痔疮，并没有特别关注，后期因为出现腹痛，于 2018 年确诊为克罗恩病（回结肠型，非狭窄、非穿透，活动期）。初期使用生物制剂诱导缓解，后因出现药物抗体，更换治疗方案为免疫抑制剂维持治疗，其间无明显不适。到了 2021 年因为饮食不慎出现持续性腹部绞痛，并于 2021 年 8 月住院评估病情变化。

入院完善相关检查后发现其存在疾病复发的情况，并出现了不完全性肠梗阻伴腹腔感染，根据前期治疗方案以及病情变化的情况，考虑免疫抑制剂不能有效地维持缓解，治疗上给予对症抗感染并调整为全肠内营养治疗（口服）。

患者使用全肠内营养方案（口服）可缓解腹痛症状，但增加进食量则腹痛反复，好景不长，患者因腹痛加重伴大便减少于 2021 年 9 月再次入院。肠道彩色多普勒超声检查提示盲肠、升结肠近段管腔狭窄，局部肠管周围渗出并肠周脂肪包裹，未除外细小穿孔可能。治疗上调整为全胃肠外营养支持并配合中医特色疗法以改善腹痛症状，复查肠道彩色多普勒超声检查提示外口愈合，然而患者进食后腹痛加重，肠狭窄明显，舌淡红，苔白腻，脉弦细，患者本身湿气较重，提示脾胃运化功能差，建议更换口服方案为鼻饲，营养液通过输注泵及饲管直接滴注到空肠，可以减轻胃受纳及脾运化的负担。但患者认为插管很辛苦，而且从心理上也不接受通过鼻肠管注入食物，于是决定仍通过口服方式进行全肠内营养治疗。2021 年 12 月再次因腹痛入院，由于肠狭窄，稍微增加营养液的量就会导致腹痛反复，严重影响患者的生活质量，并且患者也有手术的意愿，于是主诊医生推荐了广州市内在克罗恩病手术方面水平最高的一家医院，进行外科手术的评估。患者在该院住院复查，CT 小肠成像检查提示回盲部肠瘘、多发肠瘘并肠周脓肿形成，外科医生告知患者当时并非手术最佳时机，考虑肠瘘并肠周脓肿形成，患者唯一的治疗方案就是行全肠内营养治疗，患者百般无奈之下接受了管饲。初期插管引起的咽喉部不适及带管生存遇到周围的异样眼光令患者十分苦恼，但庆幸的是坚持 2 个多月管饲治疗后患者的病情出现了明显的好转，腹痛消失，体重增长至 50kg（较前增长 10kg），营养状况明显改善，复查 CT 水成像提示肠瘘消失，医生评估后考虑肠道炎症得以控制，肠道炎性狭窄改善暂可免除手术治疗，拔除鼻饲管开放饮食，使用其他生物制剂维持治疗。

从该病例可以看出，同样是营养治疗，不同的给予方式（口服、鼻饲）会存在不同的结果，为什么会出现这样的情况呢？这就要从食物在人体内的消化吸收过程来说明了。

中医认为，人吃进去的食物经过胃的受纳腐熟后下送小肠分清泌浊，清的部分由脾运化吸收化生气血再运输到全身发挥营养作用，浊的部分传到大肠变成废物排出体外（图 3-4）。

那么，中医是如何认识鼻饲与口服的区别的呢？

首先简单介绍鼻饲是如何操作的，鼻饲是将导管经鼻腔插入空肠（小肠）内，从导管输注营养液以维持营养治疗，此过程绕开了胃受纳的过程，营养液直接进入小肠进行分清泌浊，鼻饲期间通常会选择短肽型或氨基酸型（湿性弱）的营养制剂，在很大程度上减轻了脾胃的负担；口服是经口饮食，需要经历图 3-4 的消化吸收过程，对脾胃功能要求相对较高。营养液转化成人体日常所需的营养需要依赖脾胃的运化功能，若脾胃运化功能差，口服肠内营养制剂则容易生痰、湿、浊等病理产物，进而可能会导致病情反复。

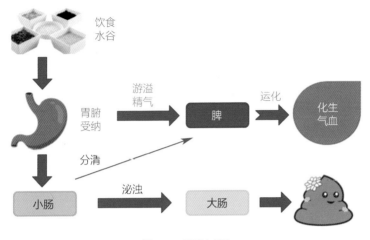

饮食
水谷

胃腑
受纳

游溢
精气

脾

运化

化生
气血

分清

小肠

泌浊

大肠

图 3-4　消化过程

　　因此，针对脾胃运化功能差、体内湿浊明显、存在瘘管及明显狭窄、肠道炎症负荷重的患者，持续缓慢滴注型的管饲可以让患者缓慢吸收营养液，减轻脾胃的运化负担。对于有上消化道狭窄或者穿透性病变以及有吞咽功能紊乱等异常的炎症性肠病（IBD）患者，管饲是必要的，有时还需要创造条件（如进行内镜下胃造口留置空肠营养管）进行管饲[9]。

　　若脾胃运化功能尚可，选择肠内营养治疗更符合正常人饮食生理需求，除了选择合适的营养制剂，同时可配合中药改善脾胃功能，使其更适应肠内营养制剂，减少腹痛、腹泻等不适应症状。

营养粉 + 水就能调配好营养液吗

接受营养治疗的患者经常会遇到一些问题，比如口服营养液后容易出现肚子胀、腹泻等消化不良的症状，或者出现口腔溃疡、痤疮等上火的症状，导致这些症状出现的原因很多，但有些与营养液的配制有一定关系，通过合理配制营养液可以适当减少这些症状的发生。

很多患者一开始喝营养液的时候就是几勺粉加上温开水冲开，然后像喝白开水一样一口气喝下去。这样操作的话是很容易出现腹痛、腹泻等症状的。为什么呢？

1. 从营养学的角度看 若冲服肠内营养制剂的水量过少，调配出来的营养液浓度过高，渗透压会相对较高；若短时间摄入太多，肠腔内渗透压负荷快速增加，液体在肠腔内积聚。若超过人体的消化吸收功能就容易出现腹胀、腹泻等症状。

2. 从中医的角度看 从中医的角度考虑，营养液属于湿性物质，如果调配的水量过少，营养液更黏稠，湿性更强。再者，肠内营养制剂特别是整蛋白型营养制剂，口味偏甜，甜味在五味中属于甘味，《黄帝内经》说："酸入肝，辛入肺，苦入心，咸入肾，甘入脾，是谓五入。"中医基础理论认为，五味对五脏有重要的滋养作用，甘味先入脾，脾主肉，这也是为什么选择肠内营养治疗的患者体重会明显增长。但是值得注意的是，凡事有合适的度，《黄帝内经》提醒："甘走肉，肉病者无多食甘。"若进食大量过甜的食物，容易增加脾胃的运化负担，容易助痰生湿。大多数克罗恩病患者本身存在脾气不升的情况，其脾胃运化食物的能力偏弱，所以在执行肠内营养治疗的时候，我们非常强调循序渐进，让患者的脾胃能慢慢耐受。

那应该怎么做才能避免出现口服营养液后的不适呢？

首先，调配前看清楚说明书要求，选择合适的水量，控制好水温。以整蛋白型制剂为例，一般56g（6勺左右）的肠内营养粉剂需要使用200~300mL温开水冲服，注意是温开水（45℃以下）。

如果按照以上要求操作后患者仍然出现腹胀、腹泻等不适，不用着急，还有其他办法！

1. 患者如果出现腹胀、嗳气、恶心等消化不良的症状，这属于脾胃气滞，可以选择陈皮水冲服。陈皮气味清香，性味属辛、苦、温，能入肺、脾经，具有理气健脾、燥湿化痰的功效，是行气除胀的良药。

具体操作：取陈皮适量（5g左右），用200~300mL温开水泡，去渣后用泡好的陈皮水冲配肠内营养制剂。

2. 患者如果出现口淡、腹泻等情况，这是因为脾胃运化欠佳，体内湿浊停留所致，这时候可以选择砂仁水冲服。砂仁辛、温，能入脾、胃、肾经，功能温脾止泻、化湿开胃。

具体操作：取砂仁适量（3~5g），用200~300mL温开水泡，去渣后用泡好的砂仁水冲配肠内营养制剂。

3. 患者如果出现牙龈肿痛、口腔溃疡、痤疮等不适，可以选择山泉水来调配营养液（如果没有山泉水，购买市面上销售的矿泉水也可以）。山泉水出自地下深层，得土之气，中医认为其性偏凉，热者可寒之，因此用山泉水冲服肠内营养制剂在一定程度上可以缓解上火的症状。

若自行尝试上述办法仍无法改善，则需要及时去慢性疾病门诊复诊，由专业医生评估病情及协助调整营养治疗方案。

感情深，一口闷？其实营养液更适合慢慢喝

通过使用不同的溶剂调配营养粉，可以达到改善消化不良症状的目的；除了上述的方法外，通过调整饮用方式，也能达到改善消化不良相关症状的目的。下面用一个案例来说明。

小彭是中医药大学在读学生，2022年被确诊为回结肠型克罗恩病，合并狭窄，治疗方案为全肠内营养治疗。

小彭根据主诊医生的医嘱，从小剂量营养粉开始冲配服用，逐步达到目标剂量。但无论是小剂量冲配，还是目标剂量冲配，只要口服营养液，就会出现腹胀、腹泻，这种情况提示小彭可能存在口服不耐受状态，因此，主诊医生建议改口服为鼻饲进行肠内营养治疗。但是小彭不接受鼻饲方式，因此来到广东省中医院寻求帮助。

针对小彭的这种情况，医生想到中医经典《伤寒论》中的一个条文："欲得饮水者，少少与饮之，令胃气和则愈。"意思是说，如果患者想喝水，只能一点一点给，让他一小口一小口慢慢喝，使胃气调和，有助于疾病康复。

将此话运用到全肠内营养治疗中，就是通过调整营养液口服速度与每口液体量，进而改善口服营养液所引起的消化不良的相关症状。

具体操作方法：全肠内营养治疗，用300~350mL的保温杯冲泡营养粉，每次使用吸管吸取一小口（成年人在正常情况下喝一口水30~35mL，一小口是25~28mL），30~60分钟内饮用完毕。部分肠内营养治疗，冲配方式与全肠内营养治疗冲配方式一样，而营养液饮用方式则调整为随三餐进食过程进行。

在口服营养液所导致的消化不良的相关症状的各种原因中，一次摄入过多营养液是最为常见的原因。上面介绍的这种饮用方式，可以有效控制营养液口服速度及每口液体量，避免一次摄入过多营养液所导致的各种问题。

为何通过这种小口频饮的方式可以改善消化不良的症状呢？

从中医的角度来看，克罗恩病的中医病机中有三大重要环节：脾胃虚弱、浊气内停以及阳气下陷。使用"少少与之"的口服肠内营养方式，可以有序适量摄入营养液，对于克罗恩病患者而言，此方法降低了对脾胃运化功能的依赖，有利于虚弱脾胃的恢复。另外，"少少与之"的方式可以避免过多液体短时间进入体内，影响阳气升发，加重阳气下陷。"少少与之"的饮用方式有助于胃气调和、阳气升发，所以提高了患者口服营养液的耐受性和依从性。

小彭在来广东省中医院慢性疾病门诊前，是选择一口闷的方式口服营养液，过多液体过快进入体内，加重了脾胃负担，影响阳气升发，所以出现了腹胀、腹痛、恶心及腹泻症状（图 3-5）。因此，她调整为"少少与之"的饮用方式以后，第三天上述消化道症状基本消失，目前维持该方式进行肠内营养治疗，也避免了进行插管鼻饲。

"感情深，一口闷"是平常用于劝酒的俗语，其实就算是饮酒，也不建议采用这种猛灌的方式，还是"细水长流"更为合适，营养液也是一样，以慢慢喝为好。

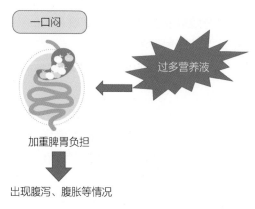

图 3-5　过多营养液过快服用对脾胃的影响

上火？简单易操作的两大降火绝招快收好了

口服营养液的患者如果出现上火症状，如口腔溃疡、牙龈肿痛、痤疮等，可以选择山泉水冲配营养液，这是基于热者寒之的中医原理，运用山泉水的凉性缓解上火症状。如果使用上述方法无法缓解上火症状，还可以通过下面的方法来解决口服营养液的上火问题。

第一招：转火为土

中医五行相生理论中，火为土之母，土为火之子，火可生土，所以可以通过转火为土的方式，解决上火的问题。人体中很多部位属于土的范畴，其中分布最广、总体积最大的属于土的就是肌肉。因此，运用转火为土这个招式，关键在于肌肉锻炼，尤其是核心肌群以及下肢肌肉，通过有效的锻炼，消耗体内的多余能量。在克罗恩病的患者中，肌量减少是非常常见的现象，增加肌量不仅可以改善生存质量，还可以维持稳定的症状缓解。

下面推荐两种简单且方便实施的肌肉锻炼方法。

第一种是平板支撑，对于克罗恩病患者而言，如果平时较少进行体育运动，或者处于疾病活动期，建议运动强度是一天做 5 组，每组 1 分钟。

第二种是自重深蹲，如果平时较少进行体育运动，或者处于疾病活动期，建议运动强度是一天做 5 组，每组 12~15 个。如果在锻炼过程中饮用营养液，或者锻炼后饮用，更有助于肌肉的合成，降低上火事件的发生概率。

第二招：引火下行

上火中的一个情况是虚火上炎，此种类型的上火多见于身体消瘦的克罗恩病患者。这类患者体内阴分相对不足，无法制火，虚火就容易上炎，这种类型的上火除了可以使用第一招的方式，促进"火"转为肌肉以外，还可以配合第二招引火下行的方式来处理。最简单的引火下行的方式就是睡前 30 分钟采用加入适量海盐的温水沐足，水温以 38~43℃较为适宜，水面高度需要超过双脚的三阴交（图 3-6）。

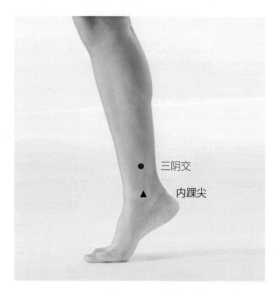

三阴交

内踝尖

图 3-6　三阴交示意图

　　沐足为什么可以引火下行呢？

　　首先，足部穴位较多，涌泉、三阴交、照海、太溪等，均有一定的引火下行的作用，通过水温刺激足部穴位，发挥引火下行的作用。

　　其次，沐足有助于安神，神安则虚火容易下潜。沐足可以改善睡眠，高质量的睡眠有助于火气内收，从而预防出现上火。

中医调理篇

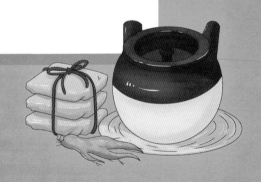

身体虚弱，何时选择使用黄芪

1. **克罗恩病患者能使用黄芪吗**　克罗恩病是一种自身免疫性疾病，西医治疗多数是以免疫抑制治疗为主，而黄芪具有提高免疫力的作用，所以，在能否使用黄芪制剂治疗克罗恩病方面存在一定的争议。但临床研究发现，使用黄芪制剂没有加重病情的风险，而且有利于克罗恩病的恢复[14]；从中医理论的角度来看，脾胃虚弱是克罗恩病发病的重要原因，黄芪可补脾胃之虚，益人体之元气，升举下陷之脾气。

2. **黄芪的作用**

（1）从中医的角度来看，黄芪是补气要品：黄芪最早记载于《神农本草经》，位居上品之列，古亦称为"黄耆"，《本草纲目》中记载："耆，长也。黄耆色黄，为补药之长，故名。"《中国药典》指出黄芪味甘，性微温，归脾、肺经，具有补气健脾、升阳举陷、益卫固表、利尿消肿、托毒生肌等功效，可用于治疗气虚乏力、食少便溏、中气下陷、久泻脱肛、表虚自汗等。

金代医家张元素对黄芪的药效进行了系统总结，指出黄芪甘温纯阳，其用有五：补诸虚不足，一也；益元气，二也；壮脾胃，三也；去肌热，四也；排脓止痛，活血生血，内托阴疽，为疮家圣药，五也。克罗恩病患者肠道内溃疡属于中医疮疡范畴，所以，克罗恩病患者是适合服用黄芪的。

（2）从现代药理研究来看，黄芪对增强人体免疫力也有一定的作用：中药黄芪中含有多种化学成分，主要包括多糖类、皂苷类、黄酮类、氨基酸类等，其中多糖类是黄芪的重要活性成分，占比最多，活性最强。黄芪中的多糖成分可有效提高机体巨噬细胞活性，改善 T 淋巴细胞及 B 淋巴细胞功能，增强机体免疫力，促进病情康复。克罗恩病患者虽然属于免疫过激状态，但这些是局部的，从整体来看，免疫力还是下降的，另外，使用免疫抑制剂以及生物制剂后，也会出现免疫力下降的情况，所以，使用黄芪也没有问题。

3. **哪些患者适合使用黄芪**　黄芪是一种中药，要根据患者的体质特点来确定是否适合使用黄芪。黄芪以补气见长，所以，气虚为主的患者比较适合使用黄芪，尤其是脾气虚的人最适合用黄芪进行调理。脾气虚的主要表现有：食欲减退，食少，腹胀，食入即饱或食后脘腹胀满，口不知味，大便溏薄，少气懒言，神疲，肢体倦怠，面色萎黄，消瘦，舌淡，脉弱无力；当克罗恩病患者有上述临床表现时，可以选择适量的黄芪（5~10g）煮水喝，亦可以用黄芪煮粥及煮汤等。

4. **哪些患者不适合使用黄芪**　黄芪性温，有助热之弊，舌偏红、大便干结、不怕冷而怕热、睡眠不佳或者难以入眠等情况属于阴虚，不是气虚，千万不可以使用黄芪来调理，否则会加重食欲减退和失眠的症状，因为黄芪补气，气有余便是火，会加重阴虚火旺。

四季调养靓汤选材有讲究，医生教你如何用对药材

老火靓汤因慢火煲煮，火候足、时间长，味道鲜美，营养丰富而得名，又称广府汤，是粤菜的代表。广府人常言："宁

可食无菜，不可食无汤。"下面就来谈谈克罗恩病患者喝老火靓汤的问题。

1. 老火靓汤知多少　广东人如此重视老火靓汤，除了汤本身的味道鲜美外，还有食补养生的作用。在煲汤上广东人十分讲究，会根据一年四季天气变化，选择一些药食同源的药材煲不同种类的汤，比如夏天天气炎热，会选择一些清热、祛湿、泻火的汤类；冬天寒冷，会选择补益气血的温补之汤。汤料中的药材选择是老火靓汤调理身体的关键。

2. 老火靓汤怎么喝才营养又健康　老火靓汤虽好，但应根据自身的体质选择煲汤的食材和炖煮方式，根据季节选用不同的汤料煲汤，才能煲出真正营养健康的汤。老火靓汤中的肉类经过炖煮分解成含氮的各类物质，浸出在汤中，其中也包含嘌呤。嘌呤是水溶性物质，高温下更易溶于水，老火靓汤炖煮的时间越长，产生的嘌呤就越多，某些营养物质也会丢失。嘌呤在体内会被分解产生尿酸，若人摄入嘌呤过多，则容易使人体内的尿酸增高，增加患痛风性关节炎的概率。因此建议有高尿酸血症或痛风病史的人群应少喝老火靓汤，急性痛风发作者建议不喝。把煲老火靓汤改为做生滚汤或中火汤也是不错的选择，这样汤中的营养成分丢失相对较少，其营养成分也更容易被身体吸收。老火靓汤中还含有一些药食同源的中药材，虽说是药食同源，但终归是药材，有寒热温凉的差异，并非每个人都适合喝滋补汤类，应根据个人体质差异及四季天气变化选择适合自己的汤类。若选择不当，可能会适得其反。

3. 四季靓汤的药材如何选择　春季：《黄帝内经》言"春三月，此谓发陈"。所谓发陈，就是推陈致新。这里说的春三月是指农历的正月、二月、三月，是万物复苏的季节，草木生枝长叶，万物欣欣向荣。春季靓汤的选择应顺应自然气候的变化，选择一些具有调达舒畅肝气的药物，如佛手、陈皮等；另外还有一种食物值得关注，就是黄花菜，古人称之为萱草，古有"萱草忘忧"之说，所以，黄花菜古时又被称为忘忧草，对于春天肝气升发太过易引起情绪急躁易怒者，可以用鲜黄花菜搭配鸡蛋和瘦肉煮汤食用。

夏季："夏三月，此谓蕃秀。"蕃秀就是草木茂盛繁荣。夏三月是指农历四月、五月、六月，夏季是一年四季阳气最为旺盛、雨水也较多的季节，此时宜选择一些具有解暑热、利湿热作用的药物，如荷叶、茯苓、薏苡仁、赤小豆、冬瓜等。用鲜荷叶搭配冬瓜和薏苡仁一起来煲汤，味道平和，易于入口，且能清热祛湿。

秋季："秋三月，此谓容平。"容平是指万物从繁茂到结出果实，属于收获的季节，农历七月、八月、九月正是秋燥时节，肺津易被燥邪所伤，此时宜选择一些具有养阴润燥作用的药物，如百合、石斛、玉竹、麦冬、沙参等。秋燥宜润，清补凉乳鸽汤（淮山药、芡实、枸杞子、北沙参、玉竹、大枣、瘦肉、乳鸽）就比较适合秋季饮用。

冬季："冬三月，此谓闭藏。"农历十月、十一月、十二月阴寒之气较甚，容易伤及人体的阳气，宜潜藏阳气，此时可以选择一些具有微温助阳作用的药物，如党参、黄芪、当归、熟地等。冬季最适合补益气血的汤莫过于当归生姜羊肉汤了。

4. 克罗恩病患者如何选择适合自己的靓汤　克罗恩病患者发病的基础是脾胃虚弱，湿邪是发病的关键因素。因此，从理论上讲，克罗恩病患者可以选择一些益脾胃、化湿气的药物，如白扁豆、白术、莲子、芡实、茯苓等。但要注意的是，克罗恩病的总体病机较为复杂，每位患者的疾病状态差异较大，长期服用的食疗靓汤如何选择应咨询临床经验丰富的中医师，以免因饮食不当导致病情反复。

适时艾灸，利于肠道

董女士 2004 年被确诊为克罗恩病，2022 年底在广东省中医院住院期间，跟主诊医生提到了她的一段经历。由于病程较长，存在肠狭窄的情况，所以，即使她平时非常注意进食的种类及食量，但还是不可避免地会经常出现上腹部胀满甚至疼痛，这种情况即使在进行肠内营养治疗时也容易出现；由于发作比较频繁，有些时候无法及时去医院调整药物治疗方案，只能自己想办法，于是董女士就学习了一些艾灸的知识，尝试用艾条给自己进行艾灸治疗，结果她发现，通过艾灸上腹部胀痛可以好转，并且肚子里面有一种通畅的感觉。

为什么董女士经过艾灸治疗后腹痛的症状能够缓解呢？这就要从艾灸的原理说起了。

艾灸是以艾绒为原料，点燃后靠近或接触病变部位或穴位，通过温热刺激局部以达到一定治疗效果的中医外治方法，因其简单有效、操作性强，广受大众欢迎。

1. 艾灸的种类及方法　艾灸一般分为直接灸与间接灸（隔物灸），根据操作方式的不同，又可以细分为艾炷灸、艾条灸、温针灸等，日常生活中最常用的是艾条灸。艾条灸分为手持灸（图 4-1）和艾灸器灸（图 4-2）两种方式，手持灸就是将点燃的艾条悬于施灸部位上，距离皮肤 3~5cm，使皮肤有温热感而不至于出现灼痛；艾灸器灸是把艾灸盒放于平坦的施灸部位，将点燃的艾炷置于铁纱上对准穴位，盖上盒盖即可，一般施灸时间为 15~30 分钟。

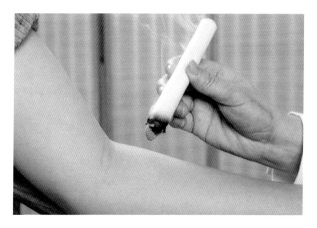

图 4-1　手持灸

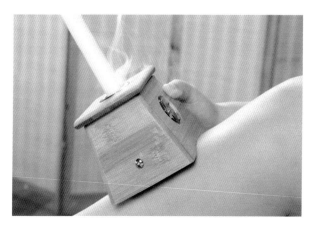

图 4-2　艾灸器灸

2. 艾灸的作用及治病机制　艾灸疗法以艾叶为材料，以灸为法，借助腧穴的作用，将治疗作用沿经脉传至身体各处，并发挥调整脏腑阴阳的作用。《神灸经纶》言："灸者，温暖经络，宣通气血，使逆者得顺，滞者得行。"《本草纲目》言："艾叶苦而辛，生温熟热，可升可降，阳也，可走三阴，逐寒湿。"因此艾灸具有温经散寒、行气通络等功效。《普济方·针灸》记载："针经云。今言陷下者。阳气下陷。入阴血之中。是阴反居其上。而复其阳。脉证俱见。寒在外者则灸之。"艾叶性属阳，火本属阳，两阳相合可益气温阳，升阳举陷。艾灸的行气通络作用是董女士症状改善的主要原因之一。

3. 艾灸的禁忌证与注意事项　因为艾灸操作简单，容易上手，而且疗效明显，所以，有很多人都把艾灸作为常规保健方法，随意施用。其实，并非所有人都适合艾灸，甚至有些克罗恩病患者使用艾灸后会导致病情反复及加重。这是因为艾灸主要借助温热刺激来治疗疾病，具有补益阳气的作用，属于中医治法中的温法，主要用于虚寒性病证，对于热性疾病就不太适宜，比如同属炎症性肠病的溃疡性结肠炎，在急性发作期，以腹痛、排黏液脓血便为主时，就不宜使用艾灸治疗；另外，对于出血性疾病或者以便血为主要表现的克罗恩病患者，也不建议使用艾灸，因为"血遇热则行，遇寒则凝"，过于温热会导致血热妄行，从而加重出血。除了上述的情况外，古人还总结了很多艾灸的禁忌证，归纳如下，供大家参考。

（1）禁忌证与人群：热性疾病或热性体质者以及阴虚体质者一般不宜艾灸；极度虚弱者不宜施灸；过劳、过饱、过饥、醉酒、大渴、大惊、大恐、大怒、极度疲劳和对灸法恐惧者应慎用艾灸。

（2）禁灸部位：大动脉、心脏、静脉血管、肌腱部位以及妊娠女性的腰骶部、下腹部、乳头、会阴等处不宜施灸。颜面及关节活动处不宜使用瘢痕灸。

4. 艾灸期间应注意以下事项

（1）艾灸时谨防烫伤，艾灸后注意避风保暖，避免进食生冷油腻食物，灸后不宜马上洗澡（一般4~6小时后洗澡较为适宜）。

（2）艾灸过程中若出现晕灸，应该立即停止艾灸，静卧，其间可饮用温开水或热茶。

（3）灸后若出现水疱，小水疱（直径<1cm）一般不需要特殊处理；较大者可以用针刺破，放出水疱内容物，并剪破皮暴露被破坏的基底层，涂搽消炎药膏防止感染。

5. 克罗恩病患者应该怎么艾灸　克罗恩病患者最常见的临床症状是腹痛、腹泻，艾灸可协助缓解克罗恩病患者的腹痛、疲劳等症状。那么，克罗恩病患者艾灸时可以选择什么穴位，应该怎么艾灸呢？

董女士和我们分享她上腹胀痛时多选择右侧的梁丘、足三里、上巨虚、下巨虚等胃经上的穴位；梁丘是足阳明胃经上的郄穴，中医经络理论认为阳经上的郄穴可以用于治疗急性的痛证，而足三里、上巨虚、下巨虚分别为胃、大肠、小肠的下合穴，下合穴是治疗六腑的主要穴位，六腑以通为用，选择下合穴有助于恢复胃肠的通降之用。中医还十分注重气机的升降，《黄帝内经》言："非升降，则无以生长化收藏。"气机遵循左升右降的原则，董女士选择灸右侧的穴位也是有道理的，可以协助胃气的通降。

除了董女士使用的穴位外，可以用于缓解克罗恩病患者症状的穴位还有天枢、关元、气海、神阙、中脘、三阴交、公孙、合谷、曲池等。上述穴位主要属于脾经、胃经及大肠经，在中医看来，这与克罗恩病的病位相符。在临床上，以腹痛为主的患者，可尝试选择天枢、神阙、中脘、关元等腹部的穴位，同时配合四肢的上巨虚、下巨虚、公孙等；亦可根据腹痛的部位有针对性地选择，如上腹痛可选中脘，脐周痛选天枢、神阙，下腹痛选气海、关元。腹泻的患者亦可选择天枢、神阙、关元，其中天枢、关元乃大肠、小肠之募穴，此二穴可解决克罗恩病患者阳气下陷、正气虚弱的问题。一般艾灸15~30分钟即可，一周1~2次，操作过程中注意避免烫伤。

克罗恩病患者在接受规范的药物治疗的过程中，可尝试在专业医生的指导下，将艾灸作为一种辅助的维持治疗手段，协助缓解不适症状。但这里需提醒的是，如果自己在家尝试后症状不能缓解或加重时，建议及时到专科就诊以评估病情。

小小银针，可治顽疾

说到针灸，为人熟知的就是针灸治疗神经系统、肌肉系统相关的疾病，如脑卒中患者的肢体康复治疗、各种疼痛的缓解治疗、面神经麻痹的恢复治疗等。但最近的一则消息却让人大开眼界，在 2023 年 2 月 25 日中华中医药学会主办的 2022 年度中医药十大学术进展发布会上提到："中医治疗克罗恩病等慢性难治性疾病获得新证据，上海中医药大学吴焕淦教授和季光教授团队组织开展针灸、经方临床研究，证实针灸对药物不响应的轻中度活动性克罗恩病患者安全有效。"

　　克罗恩病属于世界公认的疑难疾病，即使是效果最好的生物制剂治疗，其有效率也没有达到100%。一根小小的银针，能够治疗这个世界级的顽疾？

　　其实针灸并不像想象中那么简单。针灸学是在中医理论指导下，运用经络腧穴理论和刺灸方法以防治疾病的一门临床学科，其辨证论治内容丰富，有鲜明的特点，即不仅要辨病、辨证，更要辨经，同时也要和八纲、脏腑、经络等辨证方法紧密结合。针灸疗法历史悠久，作为一种非药物治疗手段，与使用外源性物质对身体进行干预性治疗的药物疗法相比，有其不可比拟的优势。

　　现代研究发现，针灸治疗能够改善克罗恩病患者的疾病活动性和炎症反应、调节肠内微生物群、改善胃肠道屏障功能、调整胃肠道运动，并且能够改善克罗恩病患者经常出现的症状，如腹痛或精神问题（如抑郁或焦虑）等[15]。

　　那么，一根小小银针为什么能够治疗克罗恩病这个顽疾呢？

　　从西医的角度来看，针灸对于克罗恩病的治疗效应机制主要集中在肠内局部调节和肠外神经调节两个层面。肠内局部调节主要包括对肠道菌群、肠上皮细胞功能和对肠道局部免疫细胞的调节作用；肠外神经调节主要包括对脑功能效应的调控和对脑 - 肠轴相关神经递质的调节作用（图4-3）。

　　从中医的角度来看，针灸对于克罗恩病的治疗效应机制主要跟"气"有关。《黄帝内经》有"百病生于气"的论述。虽然致病原因有外因、内因、不内外因之分，但各种致病原因都要通过影响人体内阳气的运行与输布，进而影响脏腑功能以致病，克罗恩病也不例外。

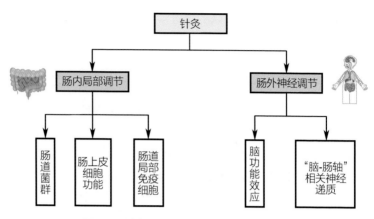

图 4-3　针灸治疗克罗恩病的主要作用机制

　　在克罗恩病的发生发展过程中，阳气下陷是重要的病机特点，阳气下陷日久，其转归有二：一是阳气渐微，寒湿内凝，阴盛成形而导致肠狭窄；二是阴火内生，热灼肉腐，形成肠穿孔。另外，血瘀、郁火等病理产物也跟气机运行不畅有密切的联系。

　　在临床表现方面，气机不通是造成腹痛的主要原因。**针灸治疗疾病的核心靶点是调"气"。针灸能够刺激体内的"气"沿着相关的经络流动，使失衡的"气"归于正常，从而恢复相关脏器的功能。**《灵枢经·刺节真邪》："用针之类，在于调气。"即针刺是通过调气以达到治疗疾病的目的。针灸治疗克罗恩病的临床研究中主要选择足阳明胃经、任脉、足太阴脾经、手阳明大肠经和足太阳膀胱经等经的穴位，依据患者症状进行腧穴配伍，注重特定穴的运用，常使用合募配穴、俞募配穴等来调畅肠腑气机，其中以天枢、足三里、关元、上巨虚使用频次最高[16]。

值得注意的是，针刺需要专业的针灸医师进行操作，为安全起见不建议患者自行尝试。

站桩锻炼，增肌健体

体质量下降、肌肉量减少以及肌肉耐力降低是克罗恩病患者的共同特征。欧洲的研究表明，60% 的克罗恩病患者存在肌肉衰减，且肥胖的发生率增高；此类患者容易发生严重的肛周病变并且会延长住院时间，临床结局差[17]。中国的研究发现，59% 的克罗恩病患者存在肌少症，且肌少症与疾病活动性和临床预后密切相关[18]。

肌少症，又称为肌肉减少症，是指因持续的骨骼肌肌量流失、强度和功能下降而引起的综合征。由于骨骼肌是人体运动系统的动力来源，所以，当骨骼肌肌量减少时，会出现肌力下降、容易疲劳等，严重者会出现步履缓慢、站立困难、容易跌倒导致骨折等情况。

肌少症的发生跟年龄关系较大，多数人从 40 岁起骨骼肌就开始退化，其数量和质量平均每年减少 8%，到了 70 岁以上减少量更甚，减少到一定程度时就会影响健康。如果年轻时缺乏锻炼，肌肉量储备不足，年老后肌肉会比经常运动的人衰退得更快。

除了年龄因素以外，一些患有慢性疾病的人也容易出现肌少症，尤其是伴有营养不良的慢性疾病患者，比如克罗恩病患者就是发生肌少症的高风险人群，因为肌肉、脂肪和骨骼之间复杂的交互作用可维持正常机体的营养状况和身体成分，此种平衡对促进机体生长发育和调控能量代谢至关重要；而克罗恩病患者机体处于慢性炎症状态，其通过释放炎症因子和其他细胞因子引起介导肌肉、脂肪和骨代谢平衡的细胞信号通路紊乱，甚至改变其中关键酶的表达，导致机体身体成分出现变化，因此克罗恩病患者通常会伴有肌少症的发生。

那么，有什么办法可以改善克罗恩病患者的肌肉减少症状，使其拥有健康的体魄呢？

保持运动能够有效延缓肌少症的发生，进行适当的抗阻运动可增加肌肉力量，改善肌少症。抗阻运动就是对抗阻力的运动，指的是肌肉在克服外来阻力时进行的主动运动，它能够恢复和增强肌肉的力量。只要是外界的重量可以引起肌肉收缩，都能够算作抗阻运动。这种阻力可以来源于器械的辅助，比如说哑铃、沙袋、弹簧、橡皮筋、握力器等，也可以来源于抵抗自身阻力的运动，包括仰卧起坐、两头起、俯卧撑、平板支撑、引体向上、蹲跳等。有了一定的基础之后，还可以两者结合起来进行运动，比如说负重仰卧起坐、负重俯卧撑、负重引体向上等。

这些方法对于常规的肌少症的患者是可行的，但对于克罗恩病患者来讲，就存在一定的困难。我们在克罗恩病慢性疾病管理过程中发现，克罗恩病患者常常因为疲倦、耐力不佳、场地与时间受限制等因素，无法完成常规的抗阻运动。对此，广东省中医院治疗团队寻找到了可以替代常规抗阻运动的方法——站桩！

站桩是我国古代养身术之一，因其站立不动如树桩而得名，也被称为站功、立功、柱功、立式、马步等。站桩形虽不动，然体内气机却生生不息，是传统气功和传统武术的一项基本功。其历史悠久，早在东周时代老子就提出了"圣人抱一、独立不改、周行不殆"的桩法养生，《黄帝内经》亦有"提挈天地，呼吸精气，独立守神，肌肉若一"的记载。汉朝以后站桩逐渐有了具体的形态，马王堆汉墓出土的《导引图》中就有六式行气图，包括直立式和半蹲式两类，且均为站式。

站桩作为一种无毒副作用的身心自我调节功法，可以强壮体魄、提高身体素质。站桩可练意、练形、练气，长期坚持站桩可增强肌肉力量，增加机体的免疫力，使身体各项功能维持在正常的水平。而且站桩属于自重训练，不拘于时间、地点等条件限制，训练可以在任何场地、任何时间进行，具有简便、安全、操作性强的优点，训练者可根据自身情况随时随地进行练习。

从中医的角度看，形、气、神（图4-4）是站桩功的基础，形为生之舍，是生命存在的物质基础，因此保养生命应重视养形。站桩练习可调整身体形态，形体舒展，经络畅通，气血调和，则筋柔骨健。肝为罢极之本，主筋，筋膜的锻炼可调动肝经气机，土得木而达，得肝之疏泄，脾胃的气机得以斡旋，既促进了脾胃的吸收与散布，又帮助脾胃发挥了中焦运化的功能。中焦运化功能恢复，形体得养，并为调气与调神打下基础，此即李东垣在《脾胃论》中强调调理需"小役形体"，即调形。人体的经络多纵向走行，站桩的站立姿势更容易疏通经络、畅通气血，长期坚持站桩可以调整脏腑功能，从而"正气存内，邪不可干"。

克罗恩病患者站桩锻炼的总原则是循序渐进、因人而异、全面锻炼主要肌群、保证足够强度和量。站桩锻炼是希望通过实现肌肉力量和耐力增长、提高去脂体重及患者的正气存量，最终达到纠正肌少状态、提高生活质量以及改善预后的目的。

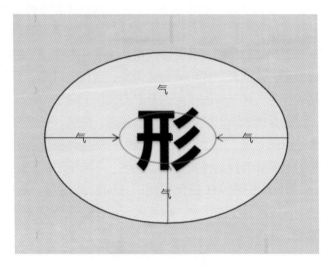

图 4-4　形、气、神

肠道手术后，克罗恩病患者 应该如何调整饮食

克罗恩病以药物治疗为主，但大多数克罗恩病患者随着病情的不断进展，最终会出现消化道结构和功能损害，当病情发展出现完全性肠梗阻、瘘管、肠穿孔、不能控制的大量消化道出血或肠道出现癌变时，就不得不接受外科手术治疗，其中以肠狭窄以及肠穿孔最为常见，所以，手术是克罗恩病治疗的重要方式之一。手术可以解除梗阻、切除肠瘘、缓解消化道症状，从而改善患者的营养状态，提高患者的生活质量，对于克

罗恩病患者来说是有积极意义的，所以，患者也不要对手术有太大的抵触情绪。但值得关注的是，手术切除无法根治克罗恩病，所以，术后患者仍然需要积极进行药物维持治疗以降低复发风险。

除了药物治疗外，术后患者还需要在生活和饮食方面进行调护，本部分内容主要谈谈克罗恩病患者的术后饮食调理问题。

腹部手术后的患者在住院期间最初需要禁食，其间通过肠外营养（静脉途径）为机体提供能量及营养物质，医生会根据患者的手术方式、是否有造口以及有无相关并发症等情况来调整术后经口进食时间，经医生评估肠道功能恢复后可由禁食逐步过渡到流质饮食、半流质饮食。克罗恩病患者肠道本身存在炎症，手术虽然切除了部分病变的肠段，但术后机体的整体消化功能偏弱，肠道功能恢复需要一定的时间，加之术后容易出现肠粘连的情况，因此术后进食需要格外注意以预防术后病情复发。

1. 术后吃东西应该注意什么

（1）术后宜进食清淡、容易消化的食物，主食上可选择细粮或面食，避免选择粗粮以加重肠道负担，烹饪方式上尽量选择蒸、煮、清炒以减少油脂摄入。

（2）术后避免进食过多膳食纤维，如坚果、谷物、蔬菜、水果和一些根茎类的食物（如笋、番薯）等。膳食纤维虽然有利于恢复肠道正常菌群，但术后克罗恩病患者肠道功能较弱，不适宜进食膳食纤维丰富的食物，蔬菜尽量选择嫩叶菜，做成蔬菜泥或蔬菜汁食用更佳。

（3）术后避免进食易产气、难消化的食物，如豆类、薯类、糯米类等食物。

（4）术后忌食高脂肪、油炸、辛辣等刺激性食物，如肥肉、煎炸食品、辣椒、洋葱、大蒜等。

（5）术后宜少食多餐，可把原来的一日三餐调整为每2~3小时进食1次，每次控制进食的量，以饥饿感消失为度，循序渐进，避免一次性进食过多引起消化不良。

2. 术后怎么吃可以促进身体恢复健康　克罗恩病患者因病程长、病变范围广，加上手术的影响，体内能量消耗较多，因此高热量、高营养、优质蛋白饮食更有助于术后恢复。

（1）摄入适量低脂肪、优质蛋白的食物有助于术后伤口及肠道炎症修复：蛋白质是构成人体各种组织、器官的重要成分，同时也是新细胞生成的原料，因此补充蛋白质尤其是优质蛋白可以促进伤口修复。优质蛋白食物是指蛋白质含量高、容易被人体消化吸收及充分利用的食物，建议克罗恩病患者术后选择瘦猪肉、牛肉、鸡胸肉、鸡蛋作为优质蛋白的来源，不建议食用奶类及豆制品，奶制品可诱发或加重肠道炎症，豆制品产气，术后患者进食容易出现腹胀等不适。

（2）适当补充维生素：维生素缺乏与克罗恩病的发生相关，补充适量的维生素有助于疾病的缓解。术后的克罗恩病患者可通过口服某些复合维生素制剂补充维生素；适当晒太阳可以帮助补充维生素 D；选择适量的苹果、葡萄、橙子等水果自制果汁也是一个补充维生素 C 的不错方式，但水果也含有丰富的膳食纤维，要注意适当进食，出现腹泻的患者不适合食用。

从中医的角度看，手术会在一定程度上损耗机体的元气，手术过程中也难免失血，因此术后可存在不同程度气虚、血虚、气阴两伤或虚实夹杂的情况。术后进食一些补气、补血之品有助患者恢复元气，但术后切忌过于滋补，因为过于滋补，影响胃气恢复，反而适得其反。中医尤其重视术后患者脾胃功能的调理，因为脾胃是气血生化之源。这里推荐一种药食同源的食物——山药。山药，又称薯蓣，味甘，性平；归脾、肺、肾经，具有益气养阴、补脾肺肾的功效，是药食同源的佳品。《神农本草经》中记载"补中，益气力，长肌肉"。《本草纲目》亦载其能"益肾气，健脾胃，止泻痢，化痰涎，润皮毛"。术后患者可尝试以下的两种做法。

山药粳米粥

材料：鲜山药 100~200g，粳米 100g，水适量。

做法：将山药洗净去皮切块，加水与粳米同煮。

山药枸杞子排骨汤

材料：山药 200g，枸杞子 30g，排骨 300g，水适量。

做法：排骨洗净过热水去血沫后捞出，置于砂锅中加水小火炖 1 小时后，加入切好的山药段，继续小火煮 1 小时，后放入枸杞子及盐调味即可。

肛周脓肿与肛瘘手术后，克罗恩病患者应该如何调整饮食

肛周脓肿和肛瘘是克罗恩病的常见表现，发生率为 16%~43%；肛周脓肿是指肛管、直肠周围软组织或周围间隙发生急性化脓性感染，并形成局部脓肿，一般需要肛肠科手术切开引流，手术方式包括切开引流、切开并挂线引流。肛瘘的症状表现为伴有或不伴有外瘘口的脓肿和疼痛；克罗恩病患者

的肛瘘以复杂性肛瘘为主，一般需要行肛肠科手术治疗，手术方式包括了挂线引流、瘘管切开引流等。

无论是肛周脓肿还是肛瘘，术后初始阶段需要保持伤口清洁，减少感染及降低疼痛，创造利于伤口愈合的外部条件，术后后期阶段需要保持大便通畅，防止大便干燥引起伤口疼痛、出血，同时需要预防复发。

为了满足术后两个阶段的康复需求，患者的饮食也需要调整，术后初始阶段以无渣流质饮食为主，目的是减少患者大便排泄次数，以保持伤口清洁、减少感染及降低疼痛，可以考虑进食藕粉糊、豆腐花、蒸水蛋、骨头汤等。

如果术后后期出现大便难解而干硬，需要注意增加膳食纤维（蔬菜、水果）的补充，并且需要适量多饮水，软化大便；反之，如果大便稀烂，也容易附着在创面上，很难清理，这时就需要保持大便干爽，少吃水果和蔬菜。

1. 中医如何认识肛周脓肿与肛瘘呢 肛周脓肿属于中医肛痈范畴，肛瘘属于中医痔漏（瘘）范畴。浊毒下陷肛周，毒蚀肉腐，导致肛痈或肛瘘的形成。在《活法机要·疮疡证》中明确提出治疗方法："须明托里、疏通、行营卫之法。内之外者，其脉沉实，发热烦躁，外无焮赤，痛深于内，其邪气深矣，故先疏通脏腑，以绝其源；外之内者，其脉浮数，焮肿在外，形证外显，恐邪气极而内行，故先托里也；内外之中者，外无焮恶之气，内亦脏腑宣通，知其在经，当和营卫也。用此三法之后，虽未瘥，必无变证，亦可使邪气峻减而易瘥愈。"

肛周脓肿与肛瘘的治疗方法，中医与西医并无原则上的矛盾，而中医多了托里与和营卫两种方法（图4-5）。托里就是把深部的浊毒托透出来，避免余毒残留于深部，导致肛周脓肿反复发作；和营卫即改善局部微循环状态，促进肛瘘或肛周脓肿破溃口愈合。

> "托里"——托透深部浊毒，祛邪气
>
> "和营卫"——改善局部微循环，促愈合

图 4-5 托里、和营卫治法的作用

2. 中医指导下的肛周脓肿与肛瘘术后饮食该如何调整呢

（1）托里饮食法：用具有补益功效的食材进行烹调，尤其是具有补气功效的食材，促进瘘管及术口愈合。此法可以用于术后初期及后期阶段的饮食，可以使用黄芪、牛大力、党参、山药等具有补益效果的食材。如果便秘者，则不适宜此类方法。

黄芪竹荪花菇炖瘦肉汤

材料：切片黄芪 15g，竹荪数条（干者需要提前 10~15 分钟冷水泡软），干花菇 3 只（洗干净后，冷水泡发 1~2 小时，用手挤干水分，炖汤前焯水去腥），瘦肉适量，带皮生姜 1~2 片，大枣 1 颗掰开去核，水适量。

做法：上述材料除竹荪外加入炖盅中，加入矿泉水或山泉水至食材上方一拇指高度，隔水炖 2 小时，最后 15 分钟加入竹荪。

适用人群：肛周脓肿及肛瘘术后，术口久不愈合、反复渗液者，如有便秘，竹荪可适当加量，并且随汤食用。

（2）和营卫饮食法：用具有和血、养血、益卫气的食材进行烹饪，此法可以用于术后后期阶段的饮食，可以使用黄鳝、泥鳅、桂枝、桂皮、当归、大枣、生姜等食材。

当归莲藕泥鳅汤

材料：小泥鳅 5 条（使用淀粉搓泥鳅身体以去除表皮滑液，用流水洗净后备用），带皮生姜 5~6 片，去核大枣 5 颗、莲藕 1~2 节（不去皮，切块），当归 3~5 片（当归最好选择油质感明显的），水适量。

做法：上述材料加入砂锅或者瓦煲中，加入矿泉水或山泉水至食材上方一拇指高度，武火煮至水沸腾后，转文火慢熬1.5 小时，加入少许盐调味。

适用人群：肛周脓肿及肛瘘术后、术后伤口日久不愈、瘘口渗液（渗液颜色偏淡）、疲倦乏力者。

克罗恩病患者失眠怎么办

与健康人群相比，无论疾病处于缓解期还是活动期，克罗恩病患者都存在较高的睡眠功能障碍发生率；其中成人克罗恩病患者中有 50%~82% 的患者存在睡眠不佳，超过 64% 的患者有疲劳感；青少年患者中有 25%~55% 的患者饱受睡眠障碍的折磨[19]。而患有克罗恩病的人，若睡眠不足，疾病复发风险也将提高一倍[20]。

中医把失眠称为不寐，在中医看来，阴阳失调是睡眠障碍发病的重要病机，不寐的核心在于阳不入阴。《灵枢经·口问》："阳气尽，阴气盛，则目瞑；阴气尽，而阳气盛，则寤矣。"

为了保证良好的睡眠，首先应做到起居有常，尽量不熬夜，睡前尽量不看手机；《黄帝内经》有言："胃不和则卧不安"，所以也要注意睡前避免饮用茶、咖啡或含咖啡因等饮料和进食过多的食物；还要保持身心舒畅，心情放松。

此外，针对克罗恩病患者睡眠障碍的情况，中医有一些助眠小妙招。

1. **穴位按摩**　睡前可选择神门、内关两穴双手交替揉按5~10分钟。神门、内关分别是手少阴心经原穴、手厥阴心包经络穴，按压两穴可以宁心安神，改善睡眠。

2. **睡前泡脚**　睡前（最好21—23时）用温水（水温40℃左右）泡脚10~20分钟，泡脚时水面浸至三阴交以上1寸。足部是很多经脉通过的地方，同时有较多改善睡眠的穴位，如涌泉、照海、申脉、三阴交等，温水泡脚有助于激发经气、疏通经络，有助于心肾相交，能调和阴阳、改善睡眠。

3. **养生食疗方**　睡眠质量不佳的患者可根据自身的情况选择一些助眠食疗方帮助改善睡眠。

（1）枸杞子酸枣仁饮

做法：枸杞子、炒酸枣仁（打碎）、龙眼肉各15g，煮水去渣后代茶饮。

（2）百合莲子粥

做法：取干百合、带芯莲子、冰糖各30g，大米100g，水适量。百合、粳米、莲子一同放于锅中加水熬煮，快熟时加入冰糖，此粥适合失眠、多梦伴焦虑、烦躁者食用。

轻度睡眠障碍的患者只要经过适当的调养，避免相关诱发因素一般可以恢复正常，但如果长期存在睡眠障碍就容易发展成慢性甚至顽固性失眠，不仅影响个人的正常生活和工作，还会影响人体健康，这时需要尽早去专科（睡眠障碍科）就诊，及时进行治疗。

开心可以治疗克罗恩病

1. **克罗恩病会影响心情**　克罗恩病是一种少见的疑难疾病。目前发病原因尚不明确，也无有效的治愈方案，因此，当患者面临这样一种病因不清、疗效不确定、需要长期服药、是否会遗传给后代等都不明确的疾病时，出现心情不愉快也是在所难免的。

2. **情绪不佳对克罗恩病的诊治影响很大**　虽然情绪问题不是导致克罗恩病的核心病因，但不良情绪对克罗恩病的诊治却存在着很大的影响，这种影响主要体现在以下两个方面。

（1）影响病情的恢复：克罗恩病发病的关键在于肠黏膜的受损，治疗的关键在于肠黏膜修复，肠黏膜修复与很多因素有关，人体内环境的稳定是肠黏膜修复的基础条件之一；如果人不开心，一方面会影响消化道的消化吸收功能，导致食欲减退、体重减轻（心宽才能体胖），使肠道缺少必要的营养支持；另一方面会影响自主神经功能，使肠道运动功能失调，也不利于肠黏膜修复。

（2）影响病情的判断：克罗恩病的疗效评价需要依据内镜、炎症指标等，但这些检查一般都有一定的间隔时间，因此，目前在临床上估计患者的病情轻重以及对治疗方案进行评价时，主要还是依靠一些评分系统。这些评分系统中很多项目是跟患者的临床症状相关的，比如腹痛的程度、大便的次数、生活质量等情况。从理论上讲，当病情严重时，这些症状会表现得比较明显，当病情好转后，这些症状会减轻；但如果患者合并情绪问题时，情况就会变得非常复杂，情绪会影响自主神经功能，从而导致肠道肌肉痉挛，出现阵发性腹痛加重、没有诱因的腹泻增加，甚至会出现体重减轻等情况。这些症状的出现跟病情加重的表现非常相似，患者会据此认为是病情加重了，会对治疗方案产生怀疑，加重心理负担，造成恶性循环；而没有经验的医生也会因此对自己的治疗方案产生怀疑，可能使一种比较有效的方案难以维持；本病的治疗周期很长，这种由于症状反复造成的频繁更换方案的情况在临床上并不少见。

3. 如何"开心"治疗克罗恩病

（1）降低心理预期：由于克罗恩病平时临床症状不是很严重，患者的认知度也不高，会给患者造成这样一种心理，腹痛、腹泻应该很快会好，所以没有做好长期治疗的心理准备，一旦用药效果不理想或症状反复就会产生烦躁等不良情绪。所以，患者应该降低自己的心理预期，把克罗恩病跟糖尿病、高血压等慢性疾病等同起来，做好长期接受治疗的准备。

（2）增加克罗恩病相关知识的交流：由于本病的病因不明，治疗效果不是十分理想，各种不同来源的信息鱼龙混杂，经常会给患者带来困惑。所幸的是，现在综合医院的相关专科都已经逐步开展起慢性疾病的管理工作，并建立了患者慢性疾病管理群；患者可以在医护人员的指导下进行交流，既可以提供自己的成功经验帮助别人，又可以避免获得不良的医疗信息。而且病友之间的相互鼓励是战胜疾病的有力措施。

（3）积极治疗疾病：情绪问题和心理疾病是两个不同的概念，一般的情绪问题可以通过医生的疏导、患者自己的调控来解决，病情稳定后患者的情绪就会稳定；而心理疾病患者情绪不会因为病情的稳定而好转，这种情况就需要心理科介入了。所以，如果有情绪不好的患者，应该先到心理科进行心理测评，如果心理测评是正常的或者有轻度异常，可以自我调整；如果心理测评是中度以上的抑郁或焦虑，就需要到心理科进行规范的治疗。心理治疗与克罗恩病的治疗同时进行，会获得更为理想的疗效。

（4）自我锻炼及调理：可以通过调形、调气、调神三个维度进行调理。《素问病机气宜保命集》："形者生之舍也，气者生之元也，神者生之制也。"形、气、神是构成生命活动的三个基本要素，形是神与气的载体，神是形与气的主宰，气是连接形与神的纽带。

对于克罗恩病患者而言，调形的手段丰富多样，可以采用五禽戏、八段锦、二十四式简化太极拳、站桩等中国传统运动疗法。

调气有利于形与神的沟通与互动，达到形神协调，可以进行适当的有氧运动、有专业人士指导的呼吸锻炼（譬如普拉提式呼吸等）。

调神简单来说就是调整自我心理状态、锻炼自我心理韧性，达到精神自洽。心理韧性高的患者发生焦虑和抑郁的风险会降低，会积极寻求支持，并且不会因为自己的病情感到羞耻，可以在疾病早期培养出一种性格优势，就是自我效能感，即对自己在多个领域参与疾病管理能力的自信，例如管理和坚持用药、与临床医生沟通、自我调节身体和情绪症状，以及在缓解后保持健康等。自我效能感与心理韧性高均可以通过行为干预来锻炼，并最终能改善生活质量和炎症性肠病的结局。

克罗恩病的治疗需要开心，只有开心才会使克罗恩病的治疗达到令自己开心的效果。"开心"可以治疗克罗恩病（图4-6）。

图 4-6　保持开心

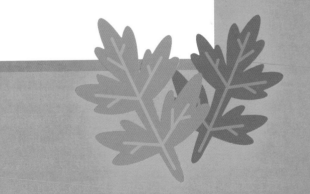

饮食调理篇

中医介入，起效的关键竟然是不吃米饭

患者小吴今年仅 14 岁，2020 年 9 月因为肛瘘到医院就诊，最后确诊为克罗恩病、重度活动期、伴有肛周病变。因为孩子比较小，家属也非常积极，医生给予了目前治疗效果最好的生物制剂进行治疗。一开始治疗效果还可以，但随着时间的推移，这种生物制剂出现了失效的情况。主诊医师非常负责任，及时为患者更换了另外一种生物制剂。但到 2022 年 2 月时，小吴再次回院复查，虽然换药后病情略有好转，可病情仍处于中度活动期，没有达到诱导缓解的疗效。患儿的妈妈心急如焚，马上去另外一家权威的医院咨询下一步治疗方案，专家建议在使用生物制剂的基础上加用免疫抑制剂进行治疗。对于这个方案，小吴妈妈比较担心。因为与生物制剂相比，免疫抑制剂有很多副作用，而且患者年纪较小，这种调整方案对孩子的成长发育还是有影响的。

接诊这个患者时，广东省中医院治疗团队认真回顾了患者的整个诊治过程，无论是疾病诊断、方案选择、方案调整都是非常严谨和规范的，之前就诊的专家也尝试使用了目前在国外比较流行的饮食疗法，非常可惜的是没有获得满意的疗效，这种情况应该属于难治性克罗恩病的范畴，所以，治疗团队跟患者妈妈商量如下：我们会用最佳的方法给患者医治，以三个月疗程为限，如果三个月后能够获得满意的疗效，就可以维持中医方案，如果三个月后不能获得满意的疗效，还是应该按照西医专家的意见，加用免疫抑制剂，毕竟孩子年纪太小，病情耽误不起。

患儿属于难治性克罗恩病，治疗团队未直接停用生物制剂，这样病情容易反弹，设定的目标是在不使用免疫抑制剂的情况下能够使疾病得到缓解，毕竟生物制剂的副作用不是太大，不加用免疫抑制剂又可以获得满意的疗效，这已经比之前使用生物制剂但无效是一个很大的进步了。

中药治疗三个月后，患者回到原医院复查，治疗前后结果对比如下（表 5-1、表 5-2）。

结果显示，患者使用生物制剂 1 年后炎症指标仍偏高，胃镜、肠镜及胶囊内镜检查提示仍有溃疡灶，且溃疡较前增多并增大；但在中西医结合治疗 3 个月后复查提示，患者的病情明显好转，避免了加用免疫抑制剂的困境。对于这样一个结果，治疗团队跟西医专家也进行了沟通和交流，西医专家觉得很奇怪，在不改变前期生物制剂治疗的情况下，没有按照规范加用免疫抑制剂，为什么会取得很好的疗效呢？治疗团队实施的中药 + 部分肠内营养治疗方案中，虽然中药也起了很大的作用，但这位患者病情的好转，部分肠内营养治疗还是非常

表 5-1　三次住院时各项指标检查结果对比

检验结果对比	2021 年 1 月（使用生物制剂前）	2022 年 2 月（使用生物制剂 1 年后）	2022 年 7 月（在使用生物制剂的基础上加用中药方案 3 个月后）
血红蛋白（g/L）	121	127	139
白蛋白（g/L）	42.3	37.6	44.4
血小板（10^9/L）	363	431	348
血沉（mm/h）	44	35	20
超敏 C 反应蛋白（mg/L）	3.12	13.02	0.57

表 5-2　三次住院时内镜项目检查结果对比

内镜结果对比	2021 年 1 月（使用生物制剂前）	2022 年 2 月（使用生物制剂 1 年后）	2022 年 7 月（在使用生物制剂的基础上加用中药方案 3 个月后）
胃镜	糜烂性胃炎，十二指肠球部溃疡	糜烂性胃炎，十二指肠溃疡	慢性浅表性胃炎
肠镜	回肠末端见十余处阿弗他溃疡 回盲瓣至直肠各段可见 20~30 个阿弗他溃疡	回盲瓣狭窄并不规则溃疡，肠镜无法通过 乙状结肠至直肠阿弗他溃疡密集分布	回盲瓣见 2 处溃疡，结肠黏膜稍充血，未见溃疡灶
	SES-CD 评分：15 分（中度活动期）	SES-CD 评分：12 分（中度活动期）	SES-CD 评分：2 分（缓解期）
胶囊内镜	空肠至回肠末端见十余处 0.3~0.5cm 阿弗他溃疡	空肠至回肠二十多处 0.3~2cm 的纵行、类圆形溃疡灶	空肠至回肠末端共见 3 处 0.3~0.4cm 的溃疡灶

重要的；对此，西医专家也提出了疑问，营养治疗用于儿童克罗恩病是一个共识，大家都在用，原医院也给患者实施了营养治疗，为什么没有获得理想的效果呢？

这里面的秘诀就是：不吃米饭！

米饭是南方人的主食之一，不吃米饭对于南方人来说，确实是一件非常辛苦的事情，所以，也要感谢小患者能够听从治疗团队的建议，才使整个疾病的进展出现转机。不让吃米饭，虽然小患者可以接受，但心里还是有很多疑问的，下面就从中医的角度来解惑。

湿浊是克罗恩病一个非常重要的致病因素。湿浊就像垃圾一样停留在体内，要治疗这种疾病，关键要清除这些垃圾，而想要清除垃圾，就需要关注两个环节，一个是对现有垃圾的清除，这是目前所有西医治疗方案的主要切入点；另一个就是减少垃圾的产生。

怎么才能减少垃圾的产生呢？对于克罗恩病患者来说，就是需要减少湿性物质进入体内。水谷之湿是比较常见的湿浊来源，如果脾胃运化不力，水谷之湿就容易形成湿浊。在主食层面中，大米中含有较多的湿气。与小麦相比，大米除了湿气更重外，还缺乏升阳的作用。因此，治疗团队调整了小患者的主食，嘱咐其避免进食米饭以及大米制品，如米线、米粥、肠粉等，调整主食为以小麦为主的面食。这个调整在整个治疗过程中起到了关键性作用。

一文读懂医生常说的发物禁忌

相信发物这个词在大众心目中一点都不陌生，特别是在生病吃药的时候，发物这个词出现的频率就更高了。比如来自亲朋好友的善意提醒"不能吃某某"等发物类食物，或者看病时医生交代"不能吃某种发物"。但问题来了，究竟什么是发物呢？什么情况下不能吃发物呢？这些问题大家应该都十分好奇，特别对于克罗恩病患者，肠道都长溃疡了，究竟能不能吃日常所提到的发物呢？下面我们就一起聊聊发物的那些事儿。

1. **什么是发物**　发物最早记载于《普济方》："口疮、历节风等忌发物。"清代的《外科心法要诀》也提到："生疮者当戒劳动，发物，其证可愈，否则难瘥。"

发物有狭义和广义之分。狭义的发物是指具有辛温、发散、甘温补益等特性，能导致口干、便秘、牙龈肿痛加重，或者加重溃疡、疮疡等外科疾病，或者容易引起过敏等表现的食物。广义的发物是指在患病过程中、康复期间或者病愈后，进食的食物会加重病情、不利于疾病恢复或导致旧病复发等，都可以认为是发物。总体来说，发物就是指特别容易诱发某些疾病（尤其是旧病）或加重已经患有疾病的食物。

2. 日常生活中被认为是发物的食物种类很多，包括蔬菜、水果、肉类等（表5-3）。

表5-3　常见发物种类

蔬菜类
葱、姜、蒜、韭菜、辣椒等
肉类
鸡肉、牛肉、鹅肉、羊肉、狗肉、海鲜等
水果类
桂圆、荔枝、桃、杏、榴莲等
其他类
一些菌菇、酒、酒糟、腐乳、奶酪等发酵类食物

上述这些食物很普通，大家几乎每天都会接触到，怎么就成了发物呢？其实发物更多是针对患病人群而言的，简单来说，就是生病时候的饮食控制，因此，什么样的食物会被定性为发物其实不是由食物决定的，而是由不同患者的不同疾病所决定的；可能生这个病的时候这个食物就是发物，但是生另外一个病的时候就不是；可能同样的食物不同人生病后吃了结果

就不同，所以也可以简单理解为发物是个相对的概念。

3. **为什么会有忌发物的说法呢**　因为发物是指容易诱发某些疾病（尤其是旧病）或加重已经患有疾病的食物，所以在生病或者吃药的时候才会有忌发物的说法。中医是根据患者体质、患病情况来制定饮食禁忌的，总的来说，忌发物是因人、因时、因病而综合判断的。

清代王孟英所著《随息居饮食谱》中有关于发物类食物的记载，将发物分为以下几类，如动火发物、动风发物、助湿发物、积冷发物、动气发物等。

（1）动火发物：如烟、酒、葱、蒜、姜、韭菜、芥末、辣椒、羊肉、狗肉以及卤制食品和煎炒、油炸之物。

这类食物多具有辛热燥烈之性，能助热动火、伤津动液。不适用于素体热盛，阴虚火旺，诸热致病的患者。

（2）动风发物：如鱼、虾、蟹、贝、猪头肉、鸡肉、鹅肉、牛乳、鸡蛋、蘑菇、木耳、茄子等。

这类食物多具有升发、散气、火热之性，不适用于荨麻疹、湿疹、脑卒中、过敏等患者。

（3）助湿发物：如大枣、肥肉及甘甜滋腻诸物。

这类食物多具有胶着黏滞、肥甘涩腻之性，容易助痰生湿，不适用于湿热病、黄疸、淋证、痢疾、带下、疟疾等患者。

（4）积冷发物：如冬瓜、四季豆、冬寒菜、苋菜、莴笋、柿子等。

这类食物多具寒凉之性，容易损伤人体阳气，不适用于素体阳虚者及寒证患者。

（5）动气发物：如豆类、薯类、油腻食品、荞面、莜面、芡实、莲子等。

这类食物容易产气，容易引起消化不良、腹胀、胃口不佳等症状。不适用于脾胃虚弱者。

4. 克罗恩病患者是否需要忌发物　发物指的是容易诱发某些疾病或加重已经患有疾病的食物，而且什么样的食物会被定性为发物更多是依据疾病本身和患者体质等情况。克罗恩病患者确实不适宜进食牛奶、海鲜等食物，但这与发物并无必然的联系，上面讲的发物中鸡肉、鸡蛋、猪肉、瓜果、蔬菜等克罗恩病患者是可以正常进食的。

发物的禁忌是根据患者的具体情况而定的，并非对所有人、所有疾病都是禁忌，因此无须过分强调发物的禁忌。如果生病了，不清楚自己应该吃什么，不应该吃什么，可以咨询相关专业的医生，毕竟过分忌食可能会适得其反，不利于疾病的康复。

为什么不让克罗恩病患者喝牛奶？谈谈牛奶的是与非

克罗恩病患者中很多是青少年，所以，经常会有患者家属问这样一个问题："我们孩子可以喝牛奶吗？"对此，医生的回答比较坚决："不能喝！除了牛奶之外，牛奶制品也最好不要吃。"对于这样的回答，很多患者家属非常不理解，他们质疑："牛奶中含有很多人体生长发育和新陈代谢所需要的营养成分，也是最有利于消化吸收的食品之一，为什么不让孩子喝？"要想回答这个问题，首先要从对牛奶的认识入手才能获得准确的答案。

1. **中医对牛奶的认识**　牛奶比水密度高，与水相比，牛奶不易于流动，富有营养，这些特点跟营养液非常类似。它也具有湿的特性，正是这种特性决定了它的应用范围（图 5-1）。

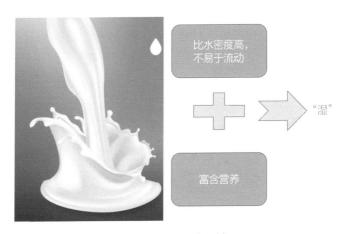

比水密度高，不易于流动

富含营养

"湿"

图 5-1　牛奶具有湿性

2. **是否适合饮用牛奶与脾胃阳气有关**　湿性的物质要转化为人体所需要的营养物质，最关键的是依靠脾胃的运化功能。儿童是纯阳之体，脾胃阳气充沛，即使长期饮用牛奶，也能有效地进行转化，将湿性的食物转化为人体的气血。但随着年龄的增长，人体的阳气会逐渐衰退。《黄帝内经》说："女子五七阳明脉衰……男子六八阳气衰竭于上。"这是自然规律，所以原则上，成年人尤其是老年人是不适合饮用牛奶的。因为阳气的衰退会使人体化湿的能力下降，容易因运化不及导致湿邪内生而停聚。当然，造成这种结果的关键不是年龄，而是人体内阳气的充沛情况，所以如果老年人身体健康、阳气充沛的话，还是可以喝牛奶的。

3. 克罗恩病患者为什么不适合饮用牛奶　儿童是纯阳之体，脾胃阳气充沛是一般规律，身体正常的儿童都是这样的。但克罗恩病患儿不同，他们大多数都存在脾气下陷的身体基础，"脾以升为健"，脾气下陷，则无法运化食物中的湿性物质。在疾病的早期，主要表现为湿邪困阻中焦的症状，如腹泻、腹痛等。湿邪在体内困阻日久，就会聚而成浊。浊是一种非常特殊的邪气，它多数内伏于脏腑。正气充足时则伏而不发，正气亏虚时则引而发之。这就造成了克罗恩病患者发作期与缓解期交替出现的情况。浊气内伏日久，郁而化毒，会使其致病能力明显增强，导致克罗恩病患者病情迅速加重（图 5-2）。克罗恩病伴随的各种瘘管及脓肿，都与内伏之浊毒有关。

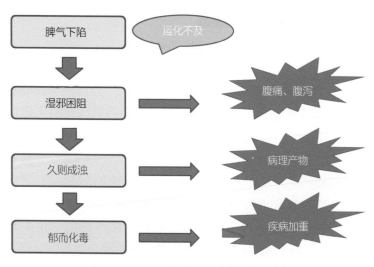

图 5-2　中医理解克罗恩病的发病机制

牛奶富含优质蛋白、脂肪和钙等矿物质，是机体重要的宏量和微量营养素来源。但是，鲜牛奶具有较强的免疫原性，炎症性肠病患者本身就免疫功能过激，而具有强烈免疫原性的食物更容易通过损伤的肠黏膜屏障激活肠道免疫系统，从而诱发或者加重肠道炎症。同时，鲜牛奶含有半乳糖，而中国人对半乳糖不耐受的概率较高，容易因半乳糖不耐受而诱发或加重腹痛、腹泻。此外，鲜牛奶含有丰富的蛋白质和脂肪，而炎症性肠病患者因为肠道炎症常常有不同程度的消化和吸收功能障碍，从而诱发或加重炎症性肠病患者的腹痛、腹泻症状。因此，炎症性肠病患者尤其是活动期炎症性肠病患者不宜喝鲜牛奶。缓解期炎症性肠病患者由于肠道结构和功能恢复正常，可酌情尝试饮用鲜牛奶。其他鲜奶，如羊奶、驼奶等，生物及理化特点与鲜牛奶相似，炎症性肠病患者也应慎用[9]。

综上所述，克罗恩病患者确实是不适合食用牛奶以及奶制品的。

海鲜虽美味，进食需谨慎

海鲜是一类非常美味的食物，也是很多沿海城市家庭的常见食物，但原则上不建议克罗恩病患者吃海鲜。

为什么不建议克罗恩病患者吃海鲜呢？

从西医的角度来看，因为海鲜通常具有不同程度的免疫原性，即海鲜中含有大量的蛋白质，某些蛋白质可能作为抗原诱导变态反应，这就是有些人吃了海鲜容易过敏的原因。对于克罗恩病患者而言，本身存在总体免疫功能过激、肠黏膜屏障损伤的情况，食用海鲜后不仅会加重肠道消化吸收负荷，甚至会诱发或加重消化道黏膜损伤，可能会引起明显甚至严重的免疫反应，从而诱发或者加重病情。此外，很多生的海鲜中容易含有致病性的病原体，也存在引起炎症性肠病患者继发感染的可能性。因此无论是活动期还是缓解期，炎症性肠病患者禁食鱼生这一类生海鲜和河鲜；而熟海鲜同样不建议食用[9]。

从中医的角度看，克罗恩病患者同样不适合吃海鲜，这是为什么呢？

海鲜产品从中医四气五味的角度看大多偏寒凉；海鲜又富含丰富的蛋白质，从中医的角度看具有湿的特性，因此大多数海鲜属于寒湿性食物。

湿性的食物，要转化为人体所需的营养物质，最关键的是依靠脾胃的运化功能。海鲜这类寒湿食物进入人体后，则需要更多的阳气推动运化，才能将其中所含有的营养物质为人体所消化吸收。大多数克罗恩病患者病程长久，脾胃功能相对虚弱，存在着脾气下陷的身体基础，脾以升为健，脾气下陷，则无法运化食物中湿性丰富的物质。

因此，当克罗恩病患者进食海鲜后，会因为脾胃功能偏弱不能将其消化吸收，此类寒湿黏腻之物滞留于脾胃则出现湿邪困阻体内，从而可能会出现腹痛、腹泻等不适症状；而当湿邪在体内困阻日久后，就会聚而成浊。这个在介绍克罗恩病患者不宜食用牛奶时已经详细介绍过了。

所以，总体来说，克罗恩病患者不适合食用海鲜。

吃肉有讲究！不要忽略肉类的这些养生要点

　　肉类是人日常饮食中蛋白质的重要来源，世界卫生组织又将肉类分为红肉和白肉两大类，红肉是指所有哺乳动物的肌肉组织，如牛肉、猪肉、羊肉等；白肉是指禽类和海产品类，比如鸡肉、鸭肉、鱼肉、贝类等。红肉和白肉有一定的区别，质地上红肉的肌肉纤维粗硬、脂肪含量较高，而白肉肌肉纤维细腻、脂肪含量较低；营养成分上红肉所含的矿物质比较丰富，白肉相对红肉含有更丰富的蛋白质。

　　肉类的摄入对于克罗恩病患者而言是非常有必要的，因为肉类是蛋白质的重要来源，而且大多数克罗恩病患者形体偏瘦，特别是未成年的克罗恩病患者，家长们都十分担心其生长发育的问题。而同时还存在另外一个问题，克罗恩病患者的脾胃运化功能相对较弱，有时候进食肉类可能会出现消化道不适的症状，因此掌握好吃肉的量和吃肉的种类才可以帮助患者避免这些问题。

　　各种肉类的作用功效以及饮食宜忌

　　每种肉类各有其食补优势，大家可根据自身的情况选择食用。

　　1. 鸡肉　鸡肉味甘，性温，归脾、胃、肝经。具有温中益气的功效。《随息居饮食谱》中提到："鸡肉，甘温，补虚暖胃，强筋骨，续绝伤，活血调经。以骟过细皮肥大而嫩者胜。肥大雌鸡亦良，若老雌鸡熬浓汁最佳，乌骨鸡滋补功优。"

　　鸡肉是最受欢迎的白肉，从营养学的角度看，鸡肉的蛋白质中富含人体必需的氨基酸和多种维生素，同时还含有较多的不饱和脂肪酸、亚油酸和亚麻酸，能够降低对健康不利的低密度脂蛋白胆固醇的含量，属于人体优质蛋白质的主要来源之一。鸡肉营养丰富，可以帮助克罗恩病患者改善营养不良的情况，克罗恩病患者可适当增加鸡肉类食物，病情处于活动期时根据自身情况适当食用，逐渐增加进食量。

2. **牛肉**　牛肉味甘，性温，归脾、胃经，具有补脾胃、益气血的功能。《本草纲目》中提到"黄牛肉，甘温，安中益气，养脾胃，补益腰脚；水牛肉甘平，补虚壮健，强筋骨。"

牛肉是红肉中的典型代表，蛋白质含量相对较高，且富含B族维生素和矿物质钾，与猪肉相比，其脂肪含量相对较低。牛肉对于克罗恩病患者来说也是一个非常好的蛋白质的补充来源，有养脾胃的功效，可适当食用。

3. **猪肉**　猪肉味甘咸，归脾、胃、肾经，具有补肾养血、滋阴润燥的功效。《本草纲目》记载："猪肉滋阴补血，补气润肺。"

猪肉含有丰富的蛋白质、脂肪、碳水化合物、钙、铁、磷等营养成分，与鸡肉、牛肉相比，猪肉的蛋白质含量相对较低，脂肪含量相对丰富。值得关注的是，猪肝富含铁元素，包括人体容易吸收的血红素铁，因此缺铁性贫血的炎症性肠病患者适量多进食猪肝可以有效补充体内缺乏的铁元素，促进缺铁性贫血的恢复。

4. **羊肉**　羊肉味苦、甘，性温，具有温补脾胃、补中益气的功效。《随息居饮食谱》中记载"羊肉甘温，暖中，补气，滋营等"，羊肉偏滋补，油脂成分较多，对于脾胃运化功能相对较弱的克罗恩病患者来说可能会难以消化，不建议多食用。

在进食肉类时需要注意以下方面。

（1）尽量选择新鲜的肉类，少吃加工的肉制品，如腊肉、腊肠、培根、火腿肠等。

（2）烹饪方式上，蒸、炒、焖、煮均可，但任何肉类均需要煮熟后才能进食，不能食用未熟透的肉类，因为未熟透的肉可能含有寄生虫或细菌，人吃了会有感染的风险。

膏粱厚味爽口心，肠内溃疡由此生

明代中医外科大家陈实功在其《外科正宗》一书中对美食有一段非常有意思的论述："膏粱者，醇酒肥鲜炙煿之物也。时人多以火炭烘熏，或以油酥焙煮，其味香燥甘甜，其性咸酸辛辣，又至于涂藏厚料，顿煮重汤，以取其爽口快心。"可见美食既能饱口腹之欲，又能舒畅心情（图 5-3）。

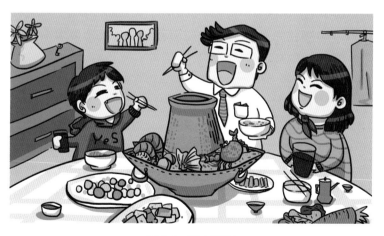

图 5-3　开心吃饭

那么，这些既能爽口又能让人心情愉悦的膏粱厚味具体指的是现在的什么食物呢？主要包括酒类；肥腻的食物如肥牛、五花肉等；鲜美的食物如海鲜等；熏制类食物如熏鱼、熏肉、腌肉等；烧烤类食物；煎炸类食物如炸鸡、炸鱼、牛排、猪排、鸡排等；咸酸辛辣类食物如火锅、酸菜鱼、辣条、酸辣粉、螺蛳粉等。

膏粱厚味虽然能爽口快心，但长期食用而不加以节制，就会对肠道产生影响，损伤肠道黏膜，导致肠道溃疡的发生。所以，陈实功认为膏粱厚味多无忌，是人体产生痈疽的主要原因之一。

其实不仅是中医，西医也有相似的认识。有研究表明，西方发达国家高蛋白、高脂肪、高糖饮食是诱发克罗恩病发病的一个危险因素。东方发达国家的饮食西化也可能是近年来这些国家克罗恩病发病率明显增长的一个重要原因[21]。

但很多患儿家长不认同这个观点，他们觉得整天清淡饮食没有营养，其实这是认识上的误区。**食物中的营养和体内的营养状态不是一个概念，食物中的脂肪、蛋白质需要经过消化和吸收才会转化为身体里面的血脂和蛋白。**人体就像一个工厂，摄入的食物仅仅是原材料，当原材料不足时，确实无法生产出充足的产品，但原材料充足甚至过多地给予原材料时，并不一定能够生产出充足的产品。因为，产品需要生产的过程，而这个生产的过程就是脾胃的运化过程，所以，**对于脾胃运化功能正常的人来说，确实是好东西吃多了，人体内的营养会充足；但对于脾胃功能异常的人来说，即使好东西吃多了，也无法产生充足的营养，甚至因为脾胃这个工厂无法运化食物，造成食物在胃肠道内堆积，变成废物，增加胃肠道的负担。**克罗恩病患者以小肠病变为主，对营养的吸收存在着障碍，从中医的角度来看，就是脾胃运化功能不足，对于这种情况，最核心的解决方案是尽快缓解吸收障碍的问题，而不是增加进食好吃的食物。

克罗恩病患者应该尽量避免进食油腻食物，适宜进食易消化的清淡食物。因为炎症性肠病患者容易出现腹泻，甚至常伴有脂肪吸收不良的情况，需要限制膳食中的脂肪量。疾病处于活动期的患者，若进食油腻食物后肠道受到刺激，可诱发或加重疾病症状[9]。所以对于克罗恩病患者而言，低脂肪、低糖、适量蛋白质的饮食更加有益。

"膏粱厚味爽口心，肠内溃疡由此生"，美味佳肴虽然能让人大饱口福、心情愉悦，但长期食用，会有增加肠内溃疡的风险，所以，还是应该注意节制，只有有节制地食用，才能趋利避害，使人体健康。

关系人的健康，吃麻辣火锅前不妨先了解一下这些知识

天气转凉时，人们最容易想到的美食会是什么呢？很多人选择的应该是火锅！尤其是麻辣火锅！

为什么天冷的时候人都喜欢吃麻辣火锅呢？最直观的感觉——暖和。这不仅仅是感觉，其中也蕴含着中医的道理。中医认为："辛甘发散为阳"，意思是辣味和甜味属阳，能顾护人体阳气；从五行来看，辛入肺，肺主皮毛，辛辣食物能够辅助肺的阳气，驱散稽留在皮毛的寒气（图5-4）。所以，

天冷的时候吃上一次麻辣火锅，会觉得全身暖洋洋的，浑身舒坦。

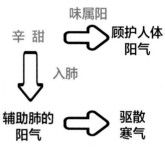

图 5-4　麻辣火锅可助阳驱寒

　　虽然辛辣食物可以顾护人体阳气，但从另外一个角度来看，长期食用又存在诱发肠道溃疡的风险，那么克罗恩病患者到底能不能吃麻辣火锅呢？

　　其实这两种观点都没有错，关键的问题不在于能不能吃，而在于什么样的人适合吃？这就要从体质的角度来理解了。

　　秋冬季节，天气转凉，人体的阳气也会随着秋气潜降而内敛，从而造成脏腑内在的阳气增加、体表的阳气减少的情况，这就是天气转凉后人会怕冷的原因。对于这种阳气的变化，不同体质的人反应是不一样的。

　　1. 身体健康的人　身体健康的人脏腑内在的阳气充足，可以消化火锅中的高蛋白食物，体表的阳气虽然相对减少，但不会造成身体的不适。麻辣火锅这种辛辣之物可以助阳气外散而祛除体表的寒气，火锅中的高蛋白、高脂肪食物又可以补充脏腑内的阳气，避免阳气外散引起的阳气相对不足，从而使人体阳气达到内外平衡的状态，所以这类人吃麻辣火锅是没有问题的。

2. **平时阳气偏盛的人** 因为秋冬季节阳气内敛，体表的阳气会略显不足，但脏腑的阳气会相对偏盛，进食麻辣火锅后，阳气外散祛除体表的寒气，但不会使内在的阳气不足。这类人进食了火锅中的高蛋白、高脂肪食物后，容易出现上火的情况，因此，这类人在进食麻辣火锅时，要注意食材的搭配，少吃肉类，多吃蔬菜。另外，最好在食材中加入可消滞的白萝卜，以避免容易上火的情况，民间常说的"冬吃萝卜夏吃姜"，就是这个道理。

3. **平时阳气不足的人** 这类人就比较推荐进食麻辣火锅了。因为阳气不足的人，体表的阳气内敛，造成体表本身就不足的阳气更加不足，所以，这些人到了天气转凉时，怕冷的感觉会比一般人明显。但食用辛散食物后，脏腑的阳气外散又会加重脏腑阳气的不足，麻辣火锅一方面可以散外之寒气，另一方面可以补内之不足，达到内外双补的效果，平时所讲的秋冬进补就最适合这种体质的人了。

4. **平时容易阴虚火旺的人** 这类人就不建议吃麻辣火锅了，因为秋具燥气，本身就容易产生口干、咽干等津液不足的情况，且瘦人多火，阴虚火旺的人也有内生之火，加上助阳的辛辣之物，就会火上浇油，使干燥的表现更为明显。

那么，克罗恩病患者是否适合吃麻辣火锅呢？

这个问题比较复杂，一方面，克罗恩病患者的基础体质是脾气不足、阳气下陷，从这个角度来看，似乎吃麻辣火锅是一个不错的选择；另一方面，火锅中的高蛋白、高脂肪食物可以补充脾气的不足，辛辣之物具有发散之性，可以使下陷的阳气升浮，似乎非常完美地解决了克罗恩病的相关问题。

其实不是这样的，虽然说脾气不足、阳气下陷是克罗恩病患者的基础体质，但克罗恩病的发生绝不仅仅是脾气不足、阳气下陷这么简单，浊气内生才是疾病发生的关键环节。咸酸辛辣类食物属于膏粱厚味，膏粱厚味会加重脾胃运化的负担，容易形成湿浊之邪，不仅不利于病情恢复，还有可能导致病情加重。因此，炎症性肠病患者不宜吃辛辣食物。

那如果因为家庭聚会或者参加一些集体活动，没有办法避免进食麻辣火锅的时候，应该怎么办呢？

在这种情况下，可以用鲜榨芝麻油或山泉水过洗几遍再食用，就可以减少辛辣刺激对肠道的影响，一般吃重庆火锅时，店家会配一小罐芝麻油，就是这个道理。另外，在进食麻辣火锅时，可以多吃一些豆腐，或者配合饮用乌梅冰糖饮等凉润之品，也可以中和麻辣火锅的辛热之性。

科技与狠活，也要理性对待

科技与狠活，现在成了食品添加剂的代名词。对于食品添加剂，可以说是褒贬不一，很多人谈添加剂而色变，其实，应该理性对待食品添加剂。

1. 科技　食品添加剂是指为了改善食品的品质和色、香、味，以及为防腐和加工工艺的需要而加入食品中的化学合成物质或者天然物质。这些物质的加入是为了让饮食变得更多姿多彩，且更加方便，比如说防腐剂，不含防腐剂的包装食品一般保质期较短，很多食品要销售到全国各地甚至世界各地，如果不能有效地延长保存期限，就无法做到食品的广泛推广；最关键的问题是食品添加剂之所以能够被允许添加在食品中，是经过核查和批准的，国家卫生健康委员会针对食品添加剂，专门制定了 639 项食品添加剂质量规格及相关标准，美国、日本、澳大利亚、欧盟等也都制定了相应的使用标准。所以，只要是按照相关标准合法、合理地使用食品添加剂，是可以正常食用的，对人体不会产生很大影响。

2. 狼活　科技与狼活是近期的一个网络热词，这里的狼活可以理解为食品添加剂。首先，食品添加剂通常是不被人体吸收的，如果消化道内存在损伤时，这些不被吸收的食品添加剂就有可能附着在损伤处，导致损伤恢复延迟；其次，长期食用或者过量食用某些食品添加剂会对人体产生一定的影响，尤其对于特殊群体，如儿童、过敏体质者或患病人群，摄入人工食用色素依然存在风险和安全隐患，可能会引起过敏、多动症等不良反应或疾病。

克罗恩病患者是否适合食用含有食品添加剂的食物呢？

原则上是不建议的。国外对于食品添加剂与克罗恩病的关系做过一些研究。①人造甜味剂：人造甜味剂会增加胃肠道炎症标志物，破坏肠道微生态，与炎症性肠病发病机制有关。②乳化剂和增稠剂：常见的乳化剂和增稠剂包括卡拉胶、羧甲基纤维素钠和聚山梨酯 -80，卡拉胶暴露能够诱导肠黏膜溃疡、肠道炎性细胞浸润和上皮损伤等；羧甲基纤维素钠和聚山梨酯 -80 暴露能够减少肠道黏液层厚度、增加肠道通透性，破坏肠道微生物多样性等，与炎症性肠病的发病有关[22]。

综上所述，食品添加剂对于克罗恩病患者来说，确实属于"狼活"，还是少吃为妙。

谈谈腌制食物的是与非

　　首先腌制食物可以说得上是人类智慧的结晶。中国早在周朝就已经掌握了食物腌制技术，在古代食物并不丰富以及没有冰箱保存的条件下，人们为了可以长期稳定获取盐及保存食物，在没有微生物学、没有显微镜的时代便发明出腌制食物。腌制过程中需要使用食盐、糖等材料处理食物原料，使它们渗入食物组织中，从而提高食物原料的渗透压，降低水分活度，借以有选择地控制微生物的活动和发酵，抑制腐败菌的生长，从而防止食物腐败变质，改善食物的食用品质。

　　蔬菜腌制食物可分为三类：腌菜、酱菜、糟制品；腌肉包括鱼、肉类腌制品，常见有咸猪肉、咸牛肉、咸鱼、风干肉、腊肉、板鸭、腊肠等（图 5-5）。

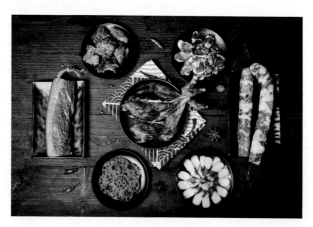

图 5-5　盐腌制品

其次，腌制食物对身体有一定的影响。

1. **过量食用腌制食物容易加重肾脏负担**　在食物腌制的过程中需要大量放盐，容易导致此类食物中钠盐含量超标，会影响身体的水盐平衡，导致肾脏负担加重，患高血压的风险增高。

2. **容易诱发肾结石**　有些腌制食物中还会产生草酸和钙，如果食用太多，会在人体内变成草酸钙，而草酸钙易形成结晶沉积在体内，尤其是泌尿系统，严重者可引发泌尿系统结石。

3. **长期过量食用容易增加患癌风险**　腌制香肠、火腿等肉类食物时，为了发色、增香、防腐等加工工艺的需要，会人为地加入亚硝酸盐作为食品添加剂，增加了产生亚硝胺的可能性。亚硝酸盐是一种强氧化剂，在特定条件下，亚硝酸盐与胺类物质反应会转化为强致癌性的亚硝胺，亚硝胺是世界卫生组织公布的 2A 类致癌物。烟熏的肉类，因烤制的温度较高，其中的有机物受热分解后聚合成致癌作用很强的 3,4- 苯并芘，在摄入超过一定量后，能增加癌症的发病率，特别是消化道癌症。

克罗恩病患者能否食用腌制食物呢？

因为腌制食物中的添加剂和防腐剂对胃肠道黏膜、肠道微生态以及机体免疫系统是有害的；亚硝酸盐能改变肠道菌群，减少有益菌群，使肠道菌群中的致病性肠球菌增多，这些因素都有可能使得克罗恩病患者病情反复。所以建议克罗恩病患者尽量减少食用腌制食物，尽可能选择新鲜食物。

小鸡蛋，大功效

　　鸡蛋是我们日常生活中优质蛋白的重要来源。优质蛋白是指该食物的蛋白质中氨基酸组成与人体氨基酸组成结构相仿，并且在人体中的消化率大于 95%，这种蛋白质被称为优质蛋白。以鸡蛋为例（图 5-6），全蛋蛋白质含量为 10%~15%，而蛋清中主要含有丰富的优质蛋白，是天然食物中最理想的优质蛋白。蛋黄含有钙、磷、铁等无机盐以及多种维生素，同时含有较多的磷脂和胆固醇。鸡蛋可以说是营养丰富又全面的食品之一，深受人们的喜爱。

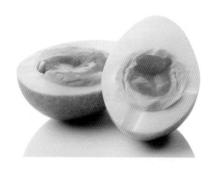

图 5-6　鸡蛋

　　当然，对这些营养的分析主要是基于饮食方面，如果在药用方面，吃鸡蛋就有讲究了，下面举两个例子，这两个例子都出自最著名的中医典籍《伤寒论》。

　　《伤寒论》第 303 条记载了一个治疗失眠的方子——黄连阿胶汤。原文是这么说的："少阴病，得之二三日以上，心中烦，不得卧，黄连阿胶汤主之。"书中描述这个方子的煎服法："上五味，以水六升，先煮三物，取二升，去滓，内胶烊尽，小冷，内鸡子黄，搅令相得，温服七合，日三服。"翻译成现代语言就是：把方中的五味药（黄连、黄芩、芍药、阿胶、鸡子黄），用六升水，先煮三味药（黄连、黄芩、芍药），煮成两升，把药渣去掉，然后用药汤把阿胶烊化，稍微放凉一下，然后在药汤中放入鸡子黄，搅拌后服用。这里讲的鸡子黄指的就是鸡蛋黄，需要注意的是，这里的鸡蛋黄不是煮熟了服用的，而是将生鸡蛋蛋黄融在药汤中。对此，刘渡舟在《伤寒论通俗讲话》一书中专门指出，"用本方当注意：阿胶应烊化兑入汤剂中，待汤稍冷再加入鸡子黄，此二药均不得入汤液中同煎。"强调鸡蛋黄生吃，是因为古人认为生鸡蛋蛋黄为血肉有情之品，能够峻补真阴，对肾阴虚于下与心火上炎之不相交泰者，有良效；这也是在这个治疗失眠的方中加入鸡子黄的原因。

　　另一个例子是《伤寒论》第 312 条，记载了一条治疗咽喉不适的方子——苦酒汤，原文是这么说的："少阴病，咽中伤，生疮，不能语言，声不出者，苦酒汤主之。"这个方子的煎服方法更为奇特，原文描述："半夏（洗，破如枣核）十四枚，鸡子一枚（去黄，内上苦酒，着鸡子壳中），上二味，内半夏，著苦酒中，以鸡子壳置刀环中，安火上，令三沸，去滓。少少含咽之。不差，更作三剂。"翻译成现代语言就是：取半夏十四枚，洗干净，打碎呈枣核形状，然后取一个鸡蛋，把鸡蛋中的蛋黄去掉，在鸡蛋（还存有蛋白）中加入醋，然后再加入半夏，把加入醋和半夏的鸡蛋壳（内还有蛋白）放在刀的环上（起固定作用），下面加火去煮，煮沸三次，去掉鸡蛋壳中的渣子（主要是半夏），慢慢含服。这里面重点提出了要去掉鸡蛋黄。

通过以上两个例子，说明蛋白和蛋黄的药用价值并不一样，虽然人们在日常进食时蛋白和蛋黄是一起吃的，但用鸡蛋来治疗疾病时，就有一定的区别了。对于这样的区别，李时珍在《本草纲目》一书中提到："卵白象天，其气清，其性微寒；卵黄象地，其气浑，其性温；兼黄白而用之，其性平。精不足者补之以气，故卵白能清气，治伏热、目赤、咽痛诸疾；形不足者补之以味，故卵黄能补血，治下痢、胎产诸疾。卵则兼理气血，故治上列诸疾也。"鸡蛋作为一个整体，蛋白与蛋黄并存，是平性的，适合所有人食用；但如果把蛋黄和蛋白分开，就不是平性的，蛋白偏凉而性升，像天空一样，蛋黄偏凉而下沉，像大地一样。所以，蛋黄更适合补益真阴，黄连阿胶汤就用蛋黄；蛋白更适合升发阳气，所以苦酒汤就用蛋白。

那么，克罗恩病患者可以吃鸡蛋吗？

答案是肯定的！临床试验显示，每天食用一定量的鸡胸肉和 2 个鸡蛋能够提高克罗恩病的缓解率，表明以鸡肉和鸡蛋作为克罗恩病患者的蛋白质来源是安全的[22]。鸡蛋是一种营养非常丰富的食物，蛋白质和氨基酸比例非常适合人体生理的需要，很容易被身体吸收，利用率达 98% 以上；钙、磷、铁和维生素 A 等微量元素含量很高，B 族维生素也非常丰富[9]。因此，鸡蛋被称为理想的营养库和完全蛋白质模式，是人体重要的优质蛋白和其他营养来源。

晚来天欲雪，能饮一杯无

　　"绿蚁新醅酒，红泥小火炉。晚来天欲雪，能饮一杯无？"唐代大诗人白居易的一首《问刘十九》给后人带来了这样一个意境：寒冬腊月，暮色苍茫，天将下雪，家酒新熟，炉火正燃，只待朋友到来；尤其是后面一句，以酒之温暖来对雪之凄寒，既保证了对仗的工整，也符合人们的日常感受，这充分体现了白居易通俗易懂、平易近人的写作风格。

　　寒冷的冬日，最能够让人感受到温暖的饮品，莫过于酒了。酒性辛热，最助阳气通行，所以寒冷之时，若能呼朋唤友，酌以热酒，会顿感寒气尽去，全身舒服。

　　酒不仅是一种传统的饮品，与中医也有很深厚的渊源。《本草纲目》认为"酒：味苦、甘、辛，性大热、有毒。有行药势，通血脉，润皮肤，散湿气，除风下气之功效。""通血脉"是指酒能够改善血液循环，酒归心、肝经，有通畅血脉、行气活血的作用。"行药势"是指酒能帮助药物更好地发挥作用。乙醇俗称酒精，是一种很好的有机溶剂，乙醇提取法在目前仍然是提取中药有效成分的常用方法之一。"散湿气"是由于酒性热，而"湿为阴邪，非温不化"，因此酒有祛风、祛湿之功效，所以很多治疗风湿痹痛的中成药都是以药酒的形式存在的。"除风下气"主要讲的是酒对消化系统的作用，酒能够帮助脂肪和蛋白分解，促进消化功能。从中医的角度来讲，酒性辛散，有鼓动阳气的作用，可以改善六腑的气机，消除积滞。除此之外，酒入肝经，有舒畅肝气的作用，对于肝气郁结、郁郁寡欢的人，喝酒可以使肝气调达，心情舒畅，强心提神，消除疲劳，因此有"何以解忧，唯有杜康"的名句。

　　既然酒有这么多的好处，为什么现在不提倡喝酒呢？这就要从酒的代谢过程来说了。酒的主要成分是酒精。人饮酒后，酒精首先会流经食管在胃里聚集，在胃里的酒精不经过消化便可经胃黏膜直接进入血液，扩散到全身。但是，仅有20%的酒精会被胃黏膜吸收，肠道才是酒精被吸收的主战场，80%的酒精进入肠道中被吸收入血，吸收入血后的酒精90%会进入肝脏，被乙醇脱氢酶分解为乙醛，乙醛被乙醛脱氢酶分解为乙酸，最终分解成二氧化碳和水排出体外。另外10%的酒精会通过汗液和呼吸排出体外。

　　如果酒精在人体内的代谢能够顺利完成图5-7中的流程，最终的产物是二氧化碳和水，对人体是没有任何伤害的；但如果人体内缺乏乙醛脱氢酶，导致乙醛在体内大量存留，就会对人体造成损害。乙醛被世卫组织列为1类致癌物。乙醛的短期堆积会引起人头痛、脸红、恶心、呕吐、尿频、情绪失控甚至昏迷等，这就是大家经常讲的喝醉酒了；而乙醛的长期堆积会诱发癌症、肝硬化、胰腺炎、血压增高，导致心肌损伤，甚至诱发脑卒中，使人记忆力下降、出现脑萎缩甚至痴呆。

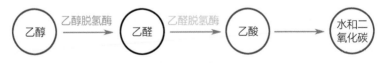

图 5-7　酒精在人体的代谢过程

　　所以，酒精对人体是否会产生影响，以及影响大小的关键在于体内乙醛脱氢酶的含量，而乙醛脱氢酶的含量是由基因决定的，所以，这也决定了有些人天生就能喝酒，而有些人则天生不能喝酒。对于天生能喝酒的人，适当喝酒对身体的影响并不是很大，但对于天生不能喝酒，或者一喝酒就醉的人，还是少喝为宜。一般认为成人 1 天饮用的酒精量不超过 15g，否则视为饮酒过量[23]。

克罗恩病患者可以喝酒吗

酒精通过抑制具有抗炎作用的前列腺素的活性等机制可急性或慢性损伤胃肠道黏膜及肠道微生态，刺激胃肠道的运动和感觉功能，影响胃肠道内分泌和外分泌功能，抑制肠道的消化和吸收功能，从而诱发或加重腹痛、腹泻，甚至诱发或加重消化道出血。因此，炎症性肠病患者，尤其是活动期炎症性肠病患者，应该忌酒[9]。如果遇到实在无法拒绝的饮酒场合，应当避免空腹饮酒，可以在饮酒前吃一些馒头、苹果等食物，延缓酒精的吸收；或多喝白开水，可以稀释酒精，缓解不适症状。

晚来天欲雪，能饮一杯无？对于身体健康的人接到这样的邀约，可以高兴地回答：能！而对于克罗恩病患者来讲，只能遗憾地回答：无！

吸烟不仅会伤肺，还会伤肠道

吸烟有害健康是人们都知道的事情，但很多人知道的是吸烟对肺的损伤（图 5-8），很少有人会想到吸烟会损伤肠道，《中国吸烟危害健康报告 2020》[24]也主要强调了吸烟与慢性呼吸系统疾病、恶性肿瘤、心血管系统疾病、糖尿病的关系，并没有强调吸烟会导致肠道的损伤。

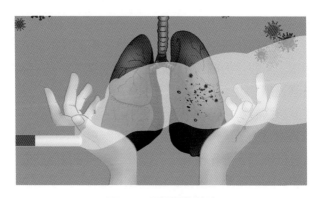

图 5-8　吸烟损伤肺脏

　　那么，吸烟是否会导致肠道损伤呢？克罗恩病患者是否可以吸烟呢？

　　1. 吸烟与克罗恩病的发病及疾病复发密切相关　　烟草燃烧可产生尼古丁、焦油、一氧化碳、一氧化氮、亚硝胺、重金属等多种有害物质，它们可损伤血管内皮、刺激呼吸道及消化道黏膜，甚至有些成分是致癌性很强的有机化合物，从而可增加多个脏器罹患肿瘤或非肿瘤疾病的风险，后者则包括克罗恩病。烟雾中产生的尼古丁和一氧化碳可引起肠黏膜微血管改变，导致肠道组织缺血和慢性炎症，进而造成溃疡和纤维化的形成。此外，尼古丁可影响人体肠道菌群，从而破坏肠道内稳态并使炎症反应蔓延。目前国际上公认吸烟是克罗恩病发病的一个危险因素。有研究表明，吸烟者患克罗恩病的发病概率较不吸烟者高 2~5 倍，吸烟可能会导致克罗恩病早期复发，影响药物的治疗效果，增加糖皮质激素及免疫抑制剂的药物用量，影响手术术后伤口愈合，而且吸烟的克罗恩病患者更容易发生肠穿孔和肠梗阻等并发症[25]。

　　或许有人会问，电子烟不存在烟草燃烧，是不是就相对安全了呢？电子烟是一种模仿卷烟的电子产品，有着与卷烟一样的烟雾、味道和感觉，大多由烟液（含尼古丁、香精、溶剂丙二醇等）、电源、雾化部件和控制单元等构成。电子烟是不安全的，会对健康产生危害。如电子烟液中含有甲醛、乙醛等有害物质；电子烟气溶胶中可检测出铜、镍、砷等重金属元素；电子烟烟雾具有细胞毒性等。

2. **被动吸烟对克罗恩病的发病亦有负面影响**　除了主动吸烟与克罗恩病的发病及疾病复发有密切联系外，被动吸烟对克罗恩病的病程也有影响，被动吸烟是指吸入来自香烟燃烧端的烟雾和人体呼出的烟雾。国外研究表明，被动吸烟增加了克罗恩病相关肠道外科手术的风险和二次手术的概率[26]。

3. **克罗恩病患者一定要戒烟**　对于克罗恩病患者而言，吸烟不仅会诱发或加重克罗恩病，而且对其预后影响很大，长期吸烟的克罗恩病患者预后往往不良。克罗恩病患者必须戒烟，而且也要远离吸烟人群[9]。

4. **中医如何认识吸烟以及吸烟对肠道的损伤呢**　沈李龙在《食物本草会纂》中写道："满口吞烟，顷刻而周一身，令人遍体俱快，仍嘘出之。醒能使醉，醉能使醒，饥能使饱，饱能使饥，食物之最奇者。"烟草中的尼古丁与烟碱型受体结合后经肺毛细血管、肺静脉进入人体循环，迅速到达大脑皮层并使吸烟者产生愉悦感，而当尼古丁进入中脑边缘的多巴胺系统，会使吸烟者产生兴奋感和满足感。这就是为什么很多人喜欢吸烟或者难以戒烟的主要原因，因为吸烟确实能够给人带来愉悦感。

但这种愉悦感是要付出代价的，《本草备要》中记载："烟草，辛，温，有毒。治风寒湿痹，滞气停痰，山岚瘴雾。其气入口，不循常度，顷刻而周一身……人以代酒代茗，终身不厌

（故一名相思草）。然火气熏灼，耗血损年，人自不觉耳。"烟草属于辛温微热之品，烟草之火，善行善散，从口鼻而入，最易伤及肺络，继而影响肺之宣发肃降功能。《本草纲目拾遗》明确指出烟草"耗肺损血，世多阴受其祸而不觉"。所以，从烟能伤肺这一点来说，中医和西医的认识是类似的，但不同的是，中医认为肺与大肠相表里，对肺有损伤的因素对肠也会产生影响，《血证论》言："肺之气下输膀胱，转运大肠，通调津液而主制节，制节下行，则气顺而息安……大便调。"吸烟日久，熏灼脏腑，肺为娇脏，毒热羁留，肺热叶焦，气血耗伤，肺失于治节通调，痰湿水饮积聚而生，进而影响大肠的传导功能，临床上可表现出腹痛、腹泻加重等情况。再者，烟性辛热，夹湿有毒，吸烟日久烟毒内熏，克罗恩病患者本身存在脾虚内有浊毒，吸烟可进一步加重体内的浊毒之邪，使得疾病更为复杂，病情更容易反复。

因此，无论是从西医角度还是中医的认识出发，克罗恩病患者都必须戒烟！

医生为啥常劝人忌生冷

在日常看病过程中，经常会听到医生说，不要吃生冷的食物，到底哪些才属于生冷的食物？生冷的食物对人会产生什么样的影响？医生又为什么会建议不要吃生冷的食物呢？下面就细细道来。

首先，生和冷是两种不同的情况，所谓生是与熟相对的，主要是指没有经过热处理的食物。生的食物分为两大类，一大类是指常规不需要热处理的食物，如水果、部分蔬菜等；另一大类是指常规需要热处理但没有进行热处理也可以食用的食物，如鱼生、生腌、沙拉等。而冷的食物也分为两大类，一类是指温度偏低的食物，如冷饮、雪糕等；另一类是指食物的性质属于寒性或者凉性，如苦瓜、芥菜、冬瓜等（表5-4）。

表 5-4　常见生冷食物分类

生		冷	
常规无需热处理	没有进行常规热处理	温度偏低	属于寒性或者凉性
水果、部分蔬菜	鱼生、生腌、沙拉	冷饮、雪糕	苦瓜、芥菜、冬瓜

从上表可以看出，生的东西大多数是冷的，而冷的东西不一定是生的，比如冬瓜、苦瓜煮熟后从中医四气五味的角度看性质也是凉的，只是凉性会因为热处理后略有减少而已，这种热处理并不能使其变为热性。既然生与冷是两种不同的食物类型，为什么会将二者并列在一起讲呢？**这是因为生冷食物的共性是会消耗人体的阳气。**中医补土流派创始人李东垣，在其著作《脾胃论》中指出："亦忌冷水及寒凉淡渗之物及诸果，恐阳气不能生旺也。"

可能有人会说，既然生冷食物那么恐怖，为什么还有那么多人吃了也没事？这个就要从认识论的角度来说了。生冷食物消耗人体阳气这个是没有问题的，但消耗人体阳气不一定是坏事，因为人体健康的关键不是阳气的多少，而是平衡。阳气不是越多越好，而是阴阳平衡才好，阳气少了是不健康的，阳气太多了也是不健康的，阳气太多就会上火，所以中医说："气有余便是火。"

那什么样的人喜欢吃生冷的食物呢？首先是小孩，因为小儿为纯阳之体，容易上火；其次北方人吃生冷食物的比例比南方人高一些，因为北方人体质盛实，而且喜欢吃肉，容易上火；再次是生活在海边的渔民，因为海上作业日照时间长，容易上火。由此可以看出，大多数喜欢吃生冷食物的人都是容易上火的人，所以，进食生冷食物是这类人为了保持体内阴阳平衡做出的合理选择。对于身体盛实或者容易上火的人来说，适当消耗一下过多的阳气并非坏事。

那么，普通人是否适合吃生冷的食物呢？这也是视情况而定的，比如说应时而吃，在气候炎热的夏季以及燥邪为患的秋季，生冷的瓜果蔬菜是可以食用的，因为水果可以对抗气候中的热、燥之性，而寒冷的冬季就不适合进食生冷的瓜果蔬菜，其实在正常情况下冬季也不会有这些瓜果蔬菜，这就是自然规律。另外，还可以考虑凉物热吃，比如在凉菜中加入辛辣的蒜，把冬瓜、苦瓜等进行煎煮等，都可以有效降低其凉性。

那么，克罗恩病患者是否适合进食生冷食物呢？答案是否定的。因为，阳气虚弱是克罗恩病的核心病机，进食生冷食物会损伤脾阳，使脾之运化失常，湿浊内生，导致克罗恩病症状加重或者反复。炎症性肠病患者除了肠道炎症外，常有胃肠道运动过激和感觉过敏，吃生冷食物容易引起胃肠功能紊乱，可诱发或加重腹痛、腹泻、便血等症状。因此，炎症性肠病患者，尤其是活动期炎症性肠病患者，不宜吃生冷食物和喝冷饮。缓解期炎症性肠病患者生吃水果则并非严格禁忌，不过，要注意食用的量和速度，宜少不宜多，宜慢不宜快，而且最好在饭后食用[9]。

水果有寒热特性，如何选择最适合你的水果

《黄帝内经》记载："五谷为养，五果为助，五畜为益，五菜为充，气味合而服之，以补精益气。"五果仅次五谷，排在第二位，很多人都把水果当成日常饮食中的必需品，非常关心自己适不适合吃水果，克罗恩病患者也不例外（图5-9）。

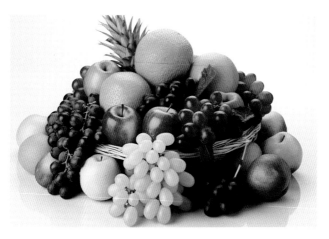

图 5-9　水果

下面我们从营养学和中医学两个角度来介绍一下水果。

1. **营养学角度** 水果是人体必需维生素、矿物质、膳食纤维和植物化合物的重要来源[23]。水果是不可或缺的食物种类，其中富含膳食纤维、维生素和矿物质，对于维持肠道结构和功能、维持肠道微生态稳定、维持机体代谢平衡和内环境稳定具有重要的作用[9]。

2. **中医学角度** 水果可分成寒凉性、温热性及平性三大类。

（1）寒凉性水果：主要有西瓜、香蕉、火龙果、橙、梨、奇异果、枇杷、柚子、草莓、柿子等。

（2）温热性水果：主要有荔枝、龙眼、芒果、桃、樱桃等。

（3）平性水果：主要有苹果、葡萄等。

一般人可以根据自己体质的情况进食适合自己的时令水果。比如平时容易手脚冰凉、怕冷的人不适宜吃寒凉性的水果；容易上火的人少吃温热性的水果等。

克罗恩病的患者应该怎么吃水果呢？

克罗恩病患者大多数存在脾虚，若患者处于活动期，有腹痛、腹泻的情况，不建议食用水果，这是因为进食水果后会加重脾胃的负担，脾运化不及，湿浊内生，会导致症状加重。缓解期的患者如果病情稳定，没有明显的临床不适，可以适当进食苹果、葡萄等平性的水果。但如果平时大便次数增多，大便稀溏，舌淡白、苔厚腻的患者是不适宜进食水果的。

吃了一顿蔬菜却诱发了肠梗阻

　　罗阿姨确诊克罗恩病 10 余年，曾经因为肠狭窄行部分回肠＋结肠切除手术，术后维持生物制剂治疗，病情一直很稳定。没想到，因为一次吃多了蔬菜，竟然出现了肠梗阻。不是说蔬菜中含有膳食纤维，可以通便吗？怎么会造成肠梗阻呢？

　　蔬菜中的膳食纤维确实可以起到通便的作用，而且部分蔬菜中的膳食纤维还对肠道菌群有益生元样作用，对于肠道微生态具有良好的调节作用。但膳食纤维不能被胃肠道消化吸收，所以吃蔬菜也是因人而异的。克罗恩病患者肠黏膜存在损伤，有时候进食蔬菜可能对他们来说会加重肠道的负担。

　　那么克罗恩病患者应该怎么合理地进食蔬菜呢？

　　1. 首先明确自己能不能吃　克罗恩病患者要了解自己目前的病情是处于缓解期还是活动期。如果是活动期且伴有腹痛、腹泻，建议尽量减少蔬菜的摄入。特别强调的是，存在肠狭窄、有肠梗阻表现或有穿透性病变（肠瘘）的克罗恩病患者原则上不建议进食蔬菜。因为蔬菜难以消化和吸收以及会产生大量的大便，可能诱发或者加重肠狭窄和/或穿透性病变。

　　缓解期的患者可结合自身情况适当进食蔬菜，主要以能顺畅排出成形软便为准。大便不成形的患者，宜减少蔬菜量；大便干硬或便秘的患者，可适当增加蔬菜量。

　　2. 可以进食什么样的蔬菜呢（图 5-10）　避免进食高膳食纤维的蔬菜（如玉米、韭菜、蒜苗、菠菜、南瓜等）。可以适当进食低膳食纤维、容易消化的蔬菜，如嫩叶菜：生菜、上海青；去皮、去籽的成熟瓜果：去皮番茄、青瓜、冬瓜；或胡萝卜、山药等。

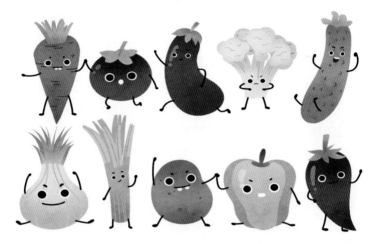

图 5-10　蔬菜

3. 应该怎么吃呢　建议煮熟吃，不要生吃！并且可以适当将蔬菜煮软一些。除了正常炒熟外，还可以把蔬菜煮熟做成蔬菜泥，或用一些嫩叶菜打成蔬菜汁过滤后再食用，这种低渣、低纤维的饮食亦适用于出现肠狭窄或肠梗阻的患者。

吃粗粮有益健康，竟是因为没有营养

经常听患者讲起吃粗粮有益健康，但医生一般不建议克罗恩病患者吃粗粮，所以患者很疑惑，为什么好东西医生不让吃呢？这就要从粗粮的特点讲起。

1. **什么是粗粮**　粗粮通常指的是没有经过精细化加工的谷物，还保存完整谷粒中具有营养成分的胚乳、胚芽、皮层等。而人们习惯将粗粮和杂粮统称为五谷杂粮，视为广义上的粗粮，一般分为全谷物、杂豆类和薯类三种（表5-5）。

表 5-5　常见粗粮分类

全谷物	杂豆类	薯类
小麦、大麦、燕麦、青稞、玉米、高粱、小米、荞麦等	黄豆、绿豆、小豆（红小豆、赤豆）、蚕豆、豌豆等	红薯、紫薯、土豆、芋头、山药等

2. **粗粮会对身体产生什么影响**　粗粮是一大类食物的总称，不同种类对人体的影响各不相同，但跟细粮相比，粗粮的共性是含有更多的膳食纤维。膳食纤维可以吸收和保留水分，增加粪便体积，刺激肠道蠕动，促进排便，减少有害物质停留，扮演着肠道"清道夫"的角色，所以，粗粮对于便秘患者来说，有一定的辅助治疗作用。一方面，膳食纤维可以增加食物在胃内的停留时间，这种作用可以增加饱腹感，对于超重需要减肥的人来说，增加膳食纤维可以达到既能吃饱又不会增加营养摄入的作用；另一方面，可以减缓饭后葡萄糖吸收的速度，降低患糖尿病的风险，对糖尿病患者的血糖稳定也有一定的作用。膳食纤维中的不溶性膳食纤维，可以促进胃肠道蠕动，减少食物在小肠停留的时间，从而减少小肠对营养物质的

吸收，达到降低体内胆固醇和甘油三酯浓度的作用，对于高血脂、动脉硬化等都有很好的预防作用。由此看来，吃粗粮有益健康这个说法原则上是没有错的，但要注意的是，吃粗粮之所以有益健康，原因是粗粮所含的膳食纤维多于细粮，但膳食纤维无法像淀粉（糖）、脂肪和蛋白质一样，提供人体代谢所需要的热量，从供能的角度来看，粗粮比细粮不是更有营养，而是没有营养，所以粗粮更适合肥胖、高血压、高血糖、高血脂、高尿酸血症等代谢综合征的患者，而不适合体形偏瘦或者热量不足的人。

3. 克罗恩病患者适合吃粗粮吗　第一，克罗恩病患者大多数有营养不良的情况，因此从原则上讲没有食用粗粮的适应证。第二，对于克罗恩病患者来说，尤其是合并肠狭窄或处于疾病活动期的患者，膳食纤维在小肠中难以消化，过多则不易通过，会引起肠道收缩而出现腹痛，甚至导致肠梗阻。第三，从中医的角度来看，脾胃虚弱是克罗恩病发病之本，贯穿疾病始终。粗粮会加重脾胃运化负担，难以消磨腐熟，容易导致积滞不化。当然，这不是说克罗恩病患者完全不能吃粗粮，对于轻度活动期或缓解期的炎症性肠病患者，可适量进食必要的膳食纤维[9]。膳食纤维分为可溶性和不溶性两大类，影响肠道的主要是不溶性膳食纤维，所以，对于缓解期的克罗恩病患者来说，是可以适当食用粗粮的，但建议采用粗粮细做的办法，例如将豆类磨成浆，去渣再服用，也能减少不溶性膳食纤维的摄入，降低不良反应的风险。

了解大豆制品的不同功效，
为膳食调养加分

　　大豆是被《舌尖上的中国》称为"唯一能够媲美肉类的植物性食材"。大豆蛋白质含量高达 40% 以上，含有 8 种人体必需氨基酸，其必需氨基酸组成符合人体需要，属于优质蛋白，其蛋白质的含量与质量不仅比一般的植物蛋白要高，而且比猪肉、牛肉也高，所以说它媲美肉类也是名副其实的。

　　大豆根据种皮颜色和粒形分为五类：黄大豆（黄豆）、青大豆（青豆）、黑大豆（黑豆）、其他大豆、饲料豆。

　　之所以要进行这样的区分，是因为这些大豆从植物学的角度来看，都属于大豆，但不同种类的大豆对人体的调补效果各不相同。《随息居饮食谱》记载："黄豆甘平，有补中解毒之效。"所谓补中，就是能够调补中焦脾胃。而黑豆的作用相比就更为广泛一些，除了可以补脾胃外，还有行水、调营、祛风邪、善解诸毒等作用，且能滋补脾肾，治疗噎食、便泻等病。通过以上对比可以看出，黄豆及其制品更适合用于普通人，而黑豆及其制品更适合用于患病的人。

　　那么，克罗恩病患者是否适合进食大豆及其制品呢？

　　答案是肯定的。克罗恩病患者多数会伴有营养不良的情况，而大豆类食物富含优质蛋白，所以 2021 年《中国炎症性肠病饮食管理专家建议》[9]充分肯定了大豆及其制品对克罗恩病患者的益处。考虑到克罗恩病的特殊性，专家建议食用豆腐、豆浆等较为柔软的大豆制品，这样对克罗恩病患者更为有利（图 5-11）。

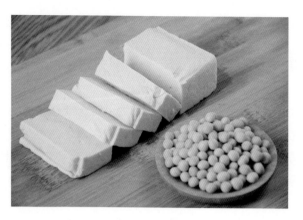

图 5-11　豆腐

　　那么，对于克罗恩病患者来说，黄豆和黑豆如何选择呢？

　　克罗恩病的核心病机是脾胃虚弱、阳气下陷与浊气内停，黄豆与黑豆均有补益脾胃与清解浊毒的功效，与克罗恩病的治则相符，适合克罗恩病患者食用。此外，黑豆与黄豆相比，还具有行水、调营、祛风邪的作用，对于腹痛、腹泻及营养不良的克罗恩病患者，黑豆制品更为合适。

精准调养，一起认识杂豆

　　豆类除了大豆外，还有其他种类，如大家日常经常会食用的绿豆、红豆、扁豆、豌豆、蚕豆等，都属于豆类，但跟大豆相比，它们被统称为杂豆。

　　为什么这些豆类被称为杂豆呢？这与豆类的结构有关，这些豆类所含的氨基酸组成不符合优质蛋白的标准，营养价值与黄豆相比偏低，更为重要的是，杂豆内含有的不溶性膳食纤维较多，进食过多会加重胃肠道的负担，从而产生腹胀、胃胀、嗳气、矢气等消化不良的情况，这也是杂豆无法像大豆那样被广泛加工和食用的原因之一。

那么，如何解决进食杂豆引起的消化不良症状呢？

去皮是一种非常有效的方法。豆类去皮的方式很多，可以通过冷水浸泡，豆类会自然脱皮，清洗的时候把豆皮清除掉就可以了。还可以通过文火慢煮的方式，在煮的过程中，豆类也会脱皮，脱下来的皮会自然浮起来，这时候把浮起来的豆皮清除就可以了。

上面把杂豆说得一无是处，是不是杂豆就没有用了呢？那倒也不是，其实杂豆也有很好的调理作用，但因为杂豆种类很多，要根据不同的杂豆特性区别运用，下面我们就讲一下常见杂豆的调补作用。

1. **绿豆**　《神农本草经疏》中说绿豆味甘，寒，无毒。主丹毒，烦热，风疹。民间经常用绿豆制品来治疗上火。

2. **赤小豆**　赤小豆味甘、酸，性平。具有健脾利湿、散血、解毒的作用。

古籍《神农本草经疏》记载："凡水肿，胀满、泄泻，皆湿气伤脾所致。小豆健脾燥湿，故主下水，胀满，止泄，利小便也。"所以，赤小豆所解的毒是湿热之毒，暑热天气饮用赤小豆薏米糖水，就有祛暑湿的作用。中医著作《朱氏集验方》载："赤小豆治一切痈疽疮及赤肿，不拘善恶，水调涂之，无不愈者。"这里主要讲的是其外用的作用，但也从一个侧面反映出赤小豆的解毒作用。

3. **扁豆**　扁豆又名眉豆，因豆正中有黑圈，如两个眉毛合围而成，所以有眉豆之名。据《本草纲目》记载，眉豆"入太阴气分"，有"止泄泻，消暑，暖脾胃，除湿热，止消渴"之功。扁豆其味甘，性微温，其气清香而不串，其外皮色黄白性温和，最合脾为中土的特性，具有健脾、止消渴、补肾、生精髓、和五脏、调营卫、理中益气之功效，既能止泄、止带、涩精，又能通便。可以用于治疗脾虚有湿，体倦乏力，少食便溏，或水肿；女性脾虚带下；暑湿为患，脾胃不和，呕吐腹泻等症。扁豆外形似肾，而且中有黑圈，具有补肾、生精髓的作用。皮及肉色黄白，是土气的颜色，所以具有健脾、理中、益气的作用。

克罗恩病患者是否适合食用杂豆呢？

杂豆中含有较多的不溶性膳食纤维，会增加胃肠道的负担，所以，原则上不建议克罗恩病患者长期食用杂豆，如果确实想要食用，也要通过烹饪的方式去皮。

如果偶尔食用杂豆克罗恩病患者又应该如何选择呢？这就要根据杂豆特点进行选择了。

（1）克罗恩病患者早期以实证为主，湿热较多，当出现上火的情况时，可以尝试食用绿豆或者赤小豆制品。

（2）克罗恩病患者后期以虚证为主，多建议脾虚或者脾肾亏虚患者可以尝试食用扁豆制品。

（3）如果克罗恩病患者食用去皮杂豆仍出现腹部胀气，可以通过饮用陈皮水理气消胀，或者烹饪中加入少量陈皮，可以有效解决这个问题。

茶的中医养生之道

1. **中医对茶的认识** 《神农本草经》载有"茶味苦，饮之使人益思，少卧，轻身，明目。"陆羽《茶经》中提到："茶之为用，味至寒，为饮最宜，精行俭德之人，若热渴凝闷、脑疼目涩、四肢烦、百节不舒、聊四五啜，与醍醐甘露抗衡也。"可见古人认为茶有提振精神、轻身明目、利尿除痰、止渴消食之效。但并非所有人都适合饮茶，《本草纲目》中记载："若虚寒及血弱之人，饮之既久，则脾胃恶寒，元气暗损，土不制水，精血渐虚；成痰饮，成痞胀……种种内伤，此茶之害也。"因此大家应该根据每种茶的性味，结合自己的身体情况，选择适合自己的茶品，才能有益。

2. **怎么选择适合自己的茶** 根据茶叶制法和品质上的差异，《中国茶经》将茶叶分为六大类，分别是绿茶、红茶、青茶（乌龙茶）、白茶、黄茶和黑茶。制备后的茶叶根据寒温属性区分，性偏寒凉的有绿茶、黄茶、白茶；偏温的有红茶、黑茶；青茶则较为平和（图5-12）。

绿茶、黄茶性偏寒凉，绿茶可清热解毒、解暑生津止渴，适合在夏天饮用，若平素容易怕冷、手脚冰凉、大便稀溏等有体质偏寒症状的人不宜多饮；黄茶较绿茶寒性小，比绿茶口感更醇和，若出现消化不良、食欲减退的情况，适量饮用可帮助脾胃运化；白茶性凉偏平和，可健脾消食，脾胃虚弱者亦可适量饮用。红茶和黑茶性温，红茶偏温胃和中，可帮助消化，平素怕冷、体质偏弱的人适量饮用有不错的效果。黑茶色黑入肾经，有益肾之用。乌龙茶性平和，有和胃养阴、益气生津之效，适合中气不足、阴津不足体质的人群。

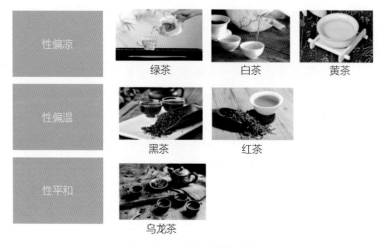

性偏凉	绿茶	白茶	黄茶
性偏温	黑茶	红茶	
性平和	乌龙茶		

图 5-12　中医角度茶的属性

在选择茶的种类时，可以结合自身体质、需求和茶性来挑选；若喝茶后出现胃肠不适、腹痛、腹泻、失眠、恶心、乏力等症状，则表明不适合饮用。

3. 炎症性肠病患者应该怎样健康地喝茶　茶叶及茶饮料中的茶多酚等对神经系统有兴奋作用，可刺激胃肠道蠕动过激，从而诱发或加重炎症性肠病患者腹痛、腹泻等症状。因此，活动期的炎症性肠病患者需要避免饮茶，尤其是不要空腹饮浓茶以及大量饮茶。缓解期的患者可根据个人体质适量餐后饮茶[9]。另外，根据中医的认识，克罗恩病患者存在脾虚的发病基础，如果是缓解期的患者，又喜欢喝茶的话，最好选择性偏温的红茶或平和的乌龙茶较为适合，应避免空腹大量饮用偏凉的绿茶，以防伤及脾胃阳气。

别让"肥宅快乐水"偷走你的健康

"肥宅快乐水"是一个网络流行词，该词一般指可乐，也可泛指碳酸饮料，如雪碧、气泡水等。这些饮品中含有的二氧化碳所形成的气泡冲击着口腔而让人感觉到清爽。

1. 碳酸饮料对人体有什么影响

（1）增加肥胖及患糖尿病的风险：许多碳酸饮料的主要成分为水、果葡糖浆、白砂糖、添加剂（二氧化碳、食用香精、咖啡因等）。果葡糖浆和白砂糖都属于为机体供能的营养素；一瓶 500mL 可乐的热量约为 200kcal，所以碳酸饮料属于高糖、高热量的食品[23]。高糖、高热量饮食非常容易导致肥胖；另外，高糖饮食会使机体血糖迅速升高，胰腺需要分泌大量的胰岛素来调节血糖，胰岛素对血糖的调节不仅可以加快糖的代谢，还可以使过量的糖转化为脂肪储存起来，经过日积月累的储存，人就会逐渐"变圆"。储存起来的脂肪让人变胖并不是最可怕的，最可怕的是被转化储存的脂肪会干扰胰岛素代谢，增加患糖尿病的风险。

（2）破坏牙釉质及引起腹胀等不适：二氧化碳与水化合形成的气泡是碳酸饮料奇特口感的主要原因，二氧化碳溢出能使糖的香味更加明显，同时因其降温作用而使人产生清凉的感觉。但是，碳酸属于二元弱酸，pH 为 5.6，有微腐蚀性，会对人的牙釉质有一定的破坏性，高糖和弱酸会使牙釉质脱矿、崩解、脱落形成龋洞。另外，大量的二氧化碳进入胃肠道后，不仅会引起腹胀，还会抑制肠道的益生菌群，从而促进致病菌生长，造成肠道菌群紊乱。

（3）增加骨质疏松风险：有些碳酸饮料还含有咖啡因成

分。少量咖啡因有提神醒脑的作用，但咖啡因影响钙质的吸收，加速钙质的排出，可能会增加患骨质疏松的风险。

2. **中医怎么认识含糖碳酸饮料**　从中医的角度来说，碳酸饮料属于甘味，甘入脾，甘味具有补益脾胃的功效，但进食过甜的食物容易加重脾胃的运化负担。高糖饮料不仅不能起到补益的作用，反而会壅滞脾胃的运化，即中医所言的"甘令人中满"，使人出现食欲减退、腹胀等症状。

3. **克罗恩病患者可以喝碳酸饮料吗**　对于克罗恩病患者来说，喝"肥宅快乐水"不仅不能使自己快乐，还有可能会带来痛苦。因为碳酸饮料中的高糖成分会增加克罗恩病患者的肠道吸收负担；同时碳酸饮料在消化道内会释放出大量的二氧化碳，不仅会损伤消化道黏膜，还能够诱发或加重腹胀、腹痛，甚至诱发或加重肠梗阻和肠穿孔。克罗恩病患者尤其是处于疾病活动期的患者不宜饮用碳酸饮料[9]。从中医的角度来看，甜食容易生痰湿，克罗恩病本身就存在脾气不升的情况，因此不建议克罗恩病患者饮用此类碳酸饮料。

一杯咖啡品味生活，胃肠可能很受伤

咖啡与茶、可可并称为世界三大饮料，除了有提神醒脑的功效，更是被认为其具有美容养颜、减肥瘦身、促进消化、抗炎、抗癌、抗辐射、保护心脏等诸多作用。但如此美妙的食物，对人的肠道可并不友好，下面就来讲讲咖啡的是与非。

1. 咖啡为何能提神醒脑　咖啡的主要成分是咖啡因，提神醒脑的关键就是它。人之所以会产生疲劳，是由于有一种叫作腺苷的神经递质，它相当于一个信使，传递疲劳信息给大脑，从而降低神经的兴奋度，人就会产生疲倦感。而咖啡因提前与腺苷受体结合，影响腺苷传递疲劳信号，降低大脑接收疲劳信号的强度，增加大脑的兴奋度，从而使人精神满满。

但是长期饮用咖啡，会产生咖啡因依赖。什么是咖啡因依赖呢？通俗来讲，即刚开始每天喝一杯咖啡，会让人精神饱满、效率倍增；但随着时间的推移，这种效果就会大打折扣，除非增加咖啡的饮用量或增加饮用浓度才能达到之前的效果，若停喝咖啡就会出现疲惫、注意力无法集中甚至头痛等戒断症状。

2. 咖啡对胃肠道的影响　咖啡因的主要作用是减轻疲劳感，提高兴奋度；提高兴奋度对于大脑来说是好事，对胃肠而言则未必是好事，因为人的消化道是休作有时的，饮用咖啡后，尤其是大量或者频繁饮用咖啡后，咖啡因会使胃肠过度兴奋，而呈现不停工作的状态，导致胃酸分泌过多，从而损伤胃黏膜。所以，有些人喝了咖啡会觉得胃痛，就是这个道理；而对于肠道来说，则表现为肠蠕动加快，有些人会出现肠鸣、放屁较多，甚至出现腹泻。

中医认为咖啡色黑，味酸、苦，入肾、肝、心、脾、胃经，具有利尿、解乏、活血脉、消食通便等作用。其消食的作用与胃酸分泌过多有关，其通便作用则与其增加肠蠕动有关。

3. 克罗恩病患者可以喝咖啡吗　咖啡中含有大量的咖啡因，能够刺激消化道内分泌（如胰岛素）和外分泌（如消化酶）的功能、促进肠道蠕动。克罗恩病患者饮用咖啡及含有咖啡因的饮料后可能导致出现腹胀、腹痛、腹泻等肠易激综合征样表现，从而诱发或加重病情。因此，有腹痛、腹泻等症状的克罗恩病患者要避免饮用咖啡类饮料，尤其不能空腹多饮。缓解期的克罗恩病患者，尤其是无腹痛、腹泻时，可酌情餐后适量饮用。

零食虽美味，但要管住嘴

因为克罗恩病患者年轻人偏多，所以零食是他们十分关注的话题。零食是指除一日三餐之外的辅助或者补充食物。很多家长对患儿进食零食持反对意见，但其实零食对于人来说是有利有弊的，不能一味地否定。

1. **零食的利与弊**　零食还是有些好处的：第一，一些健康的零食可以适当补充能量，人们在工作、学习等日常生活中难免消耗机体能量，感到饥饿时，可能距离正餐还有一段时间，这时就可以适当吃一些小零食补充能量；第二，有些零食的原料是肉类、水果等，其中含有蛋白质、维生素、矿物质等人体所需的营养素，坚果类零食更是富含蛋白质、油脂、矿物质、维生素等，所以进食零食也可以补充某些营养素；第三，由于零食的味道都还不错，人们进食零食后会产生满足感、幸福感，能调节情绪、改善心情，对缓解压力有一定的帮助。

那零食对人体健康的影响又体现在哪里呢？首先，随着食品工业化的发展以及人们对食物色、香、味的追求，很多食物在生产过程中少不了添加食品添加剂及防腐剂，过量食用必然影响身体健康。其次，一些深加工的零食中含有较多的糖、盐、油脂等成分，对于一些不能摄入过多此类成分的人来说，进食零食不利于控制摄入量，对他们的身体也会造成一定的伤害；并且从中医角度来说，有些零食例如膨化食品，受其制作方式的影响，这类零食多属热性，过量食用容易上火。最后，由于零食多具有色、香、味俱佳的特点，儿童及青少年难以自我控制，食用过多的零食后可能会影响正餐，导致营养不均衡，影响生长发育。

2. 零食的分级　从营养学的角度看，可以把零食分为优选级、条件级和限制级三个级别，其中新鲜的中低糖水果、坚果、奶制品属于优选级，也属于原产品零食，这类食物天然、低糖、少盐、少油，少加工、少添加，属于健康零食；而巧克力、糖果、饼干、糕点、葡萄干等属于条件级，这类食物油、盐、糖含量较高，要控制量，不能多吃；膨化食品、果冻、油炸食品、奶油食品等属于限制级，这类食物不仅高糖、高盐、高脂肪，还加入了多种添加剂，必然对健康有影响，因此要严格控制量，能少吃就少吃点。

3. 克罗恩病患者能否吃零食　克罗恩病患者的肠道存在慢性炎症，消化吸收功能相对较弱，活动期患者应避免进食零食，缓解期患者在嘴馋的时候可以选择一些容易消化的原产品零食。选购的时候注意看食物成分表，尽量选择配料成分简单，少油、少糖，少添加、少加工的食品。比如选择饼干时，尽量不选择含有反式脂肪酸和饱和脂肪酸的植物奶油或黄油、牛油等动物油的饼干，选择含普通植物油的饼干相对健康；某些成分简单的即食鸡胸肉也是一个相对健康的选择。

慢性疾病患者也能正常生活，克罗恩病患者参加聚餐策略

参加聚会是正常人融入社会的交际方式，尤其是逢年过节，亲朋好友共聚一堂，免不了在餐桌上觥筹交错，大口吃肉，大口喝酒（图5-13）；但对于克罗恩病患者来说，这种交际却是一个让人头痛的问题。

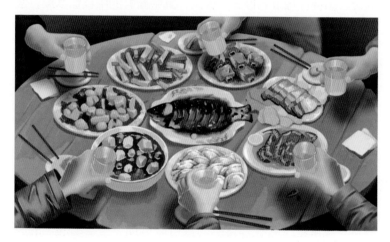

图 5-13　聚餐

因为克罗恩病是一种累及全消化道的慢性炎症性肠道疾病，饮食对于疾病的影响占据着非常重要的地位，如果饮食不当，很容易造成疾病反复或者加重。但人是社会性生物，不可能永远不跟外界接触，而外出聚餐是最常见的与外界接触的方式之一，慢性疾病病程很长，如果长期不参加外出聚餐对患者的工作及生活交际都会产生影响，因此，需要为这些患者提供

实用的处理策略，一方面能够保持病情稳定不反复，另一方面又可以使他们更好地融入正常的生活中。

聚餐饭局的菜品虽然多样，但是总体分类无非主食、肉类、水产品、蔬菜、豆制品与副食品（零食、烟、酒、茶、碳酸饮料等）等几类。这些菜品在前文中都有详细的介绍，本节重点在于将这些内容放在实际场景中制订方案，教会患者在具体聚餐时应该如何选择。

1. **主食方面**　建议选择小麦面粉制作的面食或包点作为主食，避免进食以水稻为原料制作的主食，如果存在麸质食物过敏，则可选择小米制品替代。

2. **肉类方面**　鸡、鸭、鹅等是比较好的选择。如果处于疾病活动期，最好不要选择羊肉等红肉；如果处于疾病缓解期，上述肉类均可适量食用；但是不要食用经过腌制或用辣椒或用香料（八角、桂皮、小茴香等）烹饪过的肉类。选择没有肉眼可见的脂肪的部位或者自行去除皮下脂肪，从而减少脂肪摄入，减轻胃肠道负担。

3. **水产品方面**　水产品主要分为河鲜与海鲜，海鲜不推荐食用。可以选择煮熟的河鲜，淡水鱼类均可选择，烹饪方法以清蒸或者白灼为主。不推荐生吃水产品如鱼生、虾生、生腌等。如果吃完水产品后，觉得胃胀、大便次数增多、偏烂，可以煮陈皮水或者紫苏水解决问题。

4. **蔬菜方面**　处于活动期而腹痛、腹泻症状明显的患者，少吃或者不吃蔬菜，对于缓解期的克罗恩病患者，可以酌情适量进食。品种上可以选择一些容易消化的蔬菜，譬如嫩叶青菜（生菜、上海青等），去皮／去籽的成熟瓜果（去皮番茄、青瓜、冬瓜，或煮软的萝卜、煮熟的山药）。饭局中肉类进食分量较平日多，荤素搭配，更有利于消化。

5. **豆制品方面**　大豆制品类均可作为选择，饭局中的豆腐、豆皮、腐竹、豆腐干等，均可适量食用，但是不建议多食，避免肠道产气过多，导致腹胀或者胃胀等不良症状出现。杂豆不建议食用。

6. **副食品方面**　零食、烟、酒、茶、碳酸饮料等在前文中有详细介绍，不适合食用，尽量避免。但是我国的茶酒文化深入民心，对于缓解期患者而言，出于应酬需要，茶类可以选择熟普洱茶、黑茶、红茶，茶汤要淡，不可饮用浓茶；酒类方面可以选择品质较好的红酒或者白酒，每餐最多饮用 15mL，少酌一杯，无伤大雅。对于活动期患者或者合并上消化道疾病的患者，茶酒无论如何是需要禁止的。

最后就是心态方面，其实聚餐除了吃饭，更多的是社交，尤其随餐饮用营养液或者拒绝烟酒，有些患者一开始可能会觉得不好意思，或者觉得不尊重对方。其实大可不必，调整心态，放下面子，以自身健康为重，亲戚朋友也是会谅解的。

参考文献

[1] 吴开春，梁洁，冉志华，等.炎症性肠病诊断与治疗的共识意见（2018年·北京）[J].中国实用内科杂志，2018，38（09）：796-813.

[2] 中国医师协会内镜医师分会消化内镜专业委员会，中国抗癌协会肿瘤内镜学专业委员会.中国消化内镜诊疗相关肠道准备指南（2019，上海）[J].中华消化内镜杂志，2019，36（7）：457-469.

[3] 李明松，朱维铭，陈白莉.克罗恩病——基础研究与临床实践[M].北京：高等教育出版社，2015：132.

[4] PAPAMICHAEL K，STALLMACH A，MAO R，et al. European Crohn's and Colitis Organisation Topical Review on Treatment Withdrawal ['Exit Strategies'] in Inflammatory Bowel Disease [J]. J Crohns Colitis，2018，12（1）：17-31.

[5] LOUIS E，RESCHE-RIGON M，LAHARIE D，et al. GETAID and the SPARE-Biocycle research group. Withdrawal of infliximab or concomitant immunosuppressant therapy in patients with Crohn's disease on combination therapy （SPARE）：a multicentre，open-label，randomised controlled trial [J]. Lancet Gastroenterol Hepatol，2023，8（3）：215-227.

[6] 何瑶，李玥，谭蓓，等.炎症性肠病妊娠期管理的专家共识意见[J].协和医学杂志，2019，10（05）：465-475.

[7] 李明松，朱维铭，陈白莉.克罗恩病——基础研究与临床实

践［M］.北京：高等教育出版社，2015：19.

［8］ BEILMAN CL, KIRWIN E, MA C, et al. Early initiation of tumor necrosis factor antagonist-based therapy for patients with crohn's disease reduces costs compared with late initiation［J］. Clin Gastroenterol Hepatol, 2019, 17（8）：1515-1524.

［9］ 李明松，石汉平，杨桦.中国炎症性肠病饮食管理专家建议［J］.中华消化病与影像杂志（电子版），2021，11（03）：97-105.

［10］ VERSTOCKT B, NOOR NM, MARIGORTA UM, et al. Scientific Workshop Steering Committee. results of the seventh scientific workshop of ECCO: precision medicine in ibd-disease outcome and response to therapy［J］. J Crohns Colitis. 2021 Sep 25; 15（9）：1431-1442.

［11］ 中国食品科学技术学会益生菌分会.益生菌的科学共识（2020年版）［J］.中国食品学报，2020，20（05）：303-307.

［12］ 中国营养学会益生菌益生元与健康分会.《中国营养学会益生元与健康专家共识》概要［J］.中国食物与营养，2021，27（05）：89.

［13］ 中华医学会肠内肠外营养学分会，中国医药教育协会炎症性肠病专业委员会.中国炎症性肠病营养诊疗共识［J］.中华消化病与影像杂志（电子版），2021，11（01）：8-15.

［14］ 陈延，黄智斌，刘奇，等.补土方案维持克罗恩病缓解期及生存质量研究［J］.中国中西医结合消化杂志，2015，23（12）：888-890.

[15] SONG G，FIOCCHI C，ACHKAR JP. Acupuncture in inflammatory bowel disease［J］. Inflamm Bowel Dis，2019，25（7）：1129-1139.

[16] 纪茜茜，侯晓菲，仲颖，等. 基于数据挖掘针灸治疗炎症性肠病的主穴运用规律分析［J］. 山西中医药大学学报，2020，21（03）：161-165.

[17] CAUSEY MW，JOHNSON EK，MILLER S，et al. The impact of obesity on outcomes following major surgery for Crohn's disease：an American College of Surgeons National Surgical Quality Improvement Program assessment［J］. Dis Colon Rectum，2011，54（12）：1488-1495.

[18] ZHANG T，DING C，XIE T，et al. Skeletal muscle depletion correlates with disease activity in ulcerative colitis and is reversed after colectomy［J］. Clin Nutr，2017，36（6）：1586-1592.

[19] HASHASH JG，KNISELY MR，GERMAIN A，et al. Brief behavioral therapy and bupropion for sleep and fatigue in young adults with crohn's disease：an exploratory open trial study［J］. Clin Gastroenterol Hepatol，2022，20（1）：96-104.

[20] SOFIA MA，LIPOWSKA AM，ZMETER N，et al. Poor sleep quality in crohn's disease is associated with disease activity and risk for hospitalization or surgery［J］. Inflamm Bowel Dis，2020，26（8）：1251-1259.

[21] 李明松，朱维铭，陈白莉. 克罗恩病——基础研究与临床实践［M］. 北京：高等教育出版社，2015：8.

［22］LEVINE A，RHODES JM，LINDSAY JO，et al. Dietary Guidance From the International Organization for the study of inflammatory bowel diseases［J］. Clinical gastroenterology and hepatology，2020，18（6）：1381-1392.

［23］张聪.中国营养学会发布《中国居民膳食指南（2022）》［J］.食品安全导刊，2022，18（14）：4.

［24］《中国吸烟危害健康报告2020》编写组.《中国吸烟危害健康报告2020》概要［J］.中国循环杂志，2021，36（10）：937-952.

［25］ALEXAKIS C，SAXENA S，CHHAYA V，et al. Smoking status at diagnosis and subsequent smoking cessation：associations with corticosteroid use and intestinal resection in crohn's disease［J］. Am J Gastroenterol，2018，113（11）：1689-1700.

［26］SCHARRER S，LISSNER D，PRIMAS C，et al. Passive smoking increases the risk for intestinal surgeries in patients with crohn's disease［J］. Inflamm Bowel Dis，2021，27（3）：379-385.

06